Kontaktadresse nach EU-Produktsicherheitsverordnung:
produktsicherheit@droemer-knaur.de

KNAUR.LEBEN

ALEX WU

GEBRAUCHSANWEISUNG FÜR DEN MENSCHLICHEN KÖRPER

Neue Erkenntnisse, wie der Körper sich selbst heilt

Aus dem Englischen von Jochen Lehner
Aus dem Russischen von Markus Maneljuk

KNAUR.LEBEN

Die chinesische Originalausgabe erschien 2019 unter dem Titel
»The User's Manual for Human Body 2«
bei Guangzhou Shengya Culture Communication Co. Ltd., China.
Die russische Originalausgabe erschien 2017 unter dem Titel
»Инструкция по применению человеческого организма«
bei Neoglory Publishing House, Russland.
Die Kapitel 5 und 6 der deutschen Ausgabe über
chronische Krankheiten und Irrwege der modernen Medizin
basieren auf der russischen Ausgabe.

Original-Taschenbuchausgabe März 2020
Knaur.Leben Taschenbuch

Ein Imprint der Verlagsgruppe
Droemer Knaur GmbH & Co. KG, München.

Redaktion: Anke Schenker
Covergestaltung: ZERO Werbeagentur, München
Alle Abbildungen im Innenteil von Alex Wu:
Abb. 2, 3, 5, 6 von Peter Palm, Berlin, nach Alex Wu;
alle Grafiken von le-tex publishing services GmbH, Leipzig, nach Alex Wu.
Satz: Adobe InDesign im Verlag
Printed in Germany
ISBN 978-3-426-87883-5

2 4 5 3

Inhalt

Einleitung 9
Unheilbar krank? 9
Die wissenschaftliche Weiterentwicklung der chinesischen Medizin 11

1 **Die Selbstheilungskräfte wecken – der Königsweg zum Erhalt unserer Gesundheit** . . 15
Computer-Virenschutz und das Selbstheilungssystem des Körpers 16
Ein Gesundheitssystem auf der Basis der körpereigenen Selbstheilungskräfte 19

2 **Ein neues Krankheitsverständnis** 21
Das Problem der chronischen Krankheiten erfordert ein Umdenken 22
Ein anderes Krankheitsverständnis und neue Heilungsansätze 25

3 **Seelisch bedingte Krankheiten verlangen seelische Behandlungsmethoden** 27
Mitteilungen einer ratlosen Mutter 29
Erfreuliche Nachrichten zehn Monate später 35
Psyche und Körper sind eins und dürfen nicht getrennt betrachtet werden 37

4 **Wie Gefühle krank machen können** 39
Gefühlsabfälle in den Meridianen 40
Skoliose durch emotionale Abfälle im Blasenmeridian 41
Die Bedeutung der Körperenergie für die Gesundheit 44
Yin und Yang in ihrer Bedeutung für Blut und Qi 46
Das Yin verbessern 47
Das Yang verbessern 50
Schlaf und die Verwertung unserer Nahrung 51
Zusätzliche gesundheitliche Belastungen meiden . . 51
Massage des Gallenblasenmeridians 54
Schlafen, bis wir von selbst aufwachen 58
Das Qi richtig einsetzen und dadurch besser schlafen 60
Die Fließeigenschaften im Perikardmeridian verbessern 62
Ärger verstehen und Stress besser handhaben 64
Seelische Nöte und Brustkrebs 68
Ärger und Stress in den Griff bekommen – der erste Schritt zu einem gesunden Leben . . . 70

体

5 Behandlungsansatz bei einigen chronischen Krankheiten 73
Gicht 77
Allergischer Schnupfen 89
Schädigung durch Kälte-Qi bei Säuglingen 92
Schlaflosigkeit 95
Aplastische Anämie 98
Asthma und chronischer Husten 103
Entzündung des Ischiasnervs 107
Zwölffingerdarmgeschwür, Magengeschwür, Magenblutung 112
Auswuchs von Knochengewebe 115
Nierenversagen (Urämie) 117
Diabetes 127
Tumorerkrankungen und Krebs 135

6 Irrwege der modernen Medizin 141

7 Diagnostik in der chinesischen Medizin – Zang und Fu 151

8 Diagnosemethoden der Traditionellen Chinesischen Medizin 157

体

9 Neue Technologie – neue Hoffnung für die Entwicklung der TCM 163
Diagnosestellung mittels Meridian-Monitoring . . 165
Zang-Fu-Paare 166
Selbstreparaturmaßnahmen und ihr Niederschlag in den Diagrammen 167
Langzeitbeobachtung des Meridiandiagramms . . 172
Dysautonomie und die Meridianbilanz 173
Die Fünf-Elemente-Lehre 174
Die Fünf-Elemente-Lehre auf anderen Gebieten . . 178
Die Fünf-Elemente-Bilanz und ihre Bedeutung für die Behandlung 180

10 Der Meridian-Qi-Transmitter 185
Geschichte der Akupunktur und des Qigong . . . 185
Die Entwicklung des Meridian-Qi-Transmitters . . 187
Der Weg des Qi bei der Behandlung 190
Wie das Qi bei der Behandlung empfunden wird . 191
Die gemeinsame Anwendung des Meridian-Monitoring-Systems und des Meridian-Qi-Transmitters 193
Ein Fallbeispiel: Die Ausleitung von Kälte-Qi bei kombiniertem Einsatz des Meridian-Monitoring-Systems und des Meridian-Qi-Transmitters 195

Rückblick und Ausblick: Ein viele Jahre alter Wunsch 199

Über den Autor 203

体

Einleitung

Unheilbar krank?

Bei einem meiner männlichen Verwandten wurde Psoriasis diagnostiziert. Als der Arzt ihm eröffnete, diese Krankheit sei nicht vollständig zu heilen, war mein Verwandter am Boden zerstört. Den meisten geht es so, wenn sie sich anhören müssen, sie hätten etwas, wogegen die moderne Medizin nicht viel vermag. Dann bleibt ihnen nur noch die Hoffnung, dass vielleicht irgendein Pharmaunternehmen ein Medikament entwickelt, mit dem sie doch noch gerettet werden können.

Das haben die Pharmaunternehmen zwar schon bei vielen chronischen Krankheiten versucht, aber in den meisten, wenn nicht in allen Fällen, ohne überzeugenden Erfolg. Ich glaube nicht, dass es sich hierbei um die unvermeidlichen Fehlversuche vor dem schließlich doch eintretenden durchschlagenden Erfolg handelt. Eher sind es wohl Zeugnisse einer völlig verfehlten Ausrichtung der modernen Medizin. In der Medizin ging und geht es überwiegend darum, chemische Missverhältnisse im Körper irgendwie zu korrigieren. Aber wenn die Ursachen für eine Erkrankung eher in den alltäglichen Gewohnheiten der Person zu suchen sind, wird man mit dem bloßen Ausgleich des dadurch entstehenden stofflichen Ungleichgewichts keine dauerhafte Heilung bewirken.

Eine chronische Krankheit – der Name sagt es eigentlich schon – entsteht nicht von heute auf morgen und heilt auch nicht über Nacht. Sie entsteht mit der Zeit, durch ungesunde Lebensgewohnheiten, die die gut geölte Maschinerie des Körpers schließlich zermürben. Medikamente mögen wohl auf der stofflichen Ebene ausgleichend wirken, aber das eigentliche Problem bleibt unberührt, und so müssen auch die Ergebnisse unbefriedigend bleiben.

Ein Jahr lang unterstützte ich diesen Verwandten bei der Umstellung seiner Lebensweise und gab ihm zusätzlich auch noch einfache Meridianmassagen. Seine Psoriasis heilte ab.

In diesem Buch wird es hauptsächlich darum gehen, dass chronische Krankheiten in vielen Fällen auf schlechte Angewohnheiten zurückzuführen sind. Wenn wir diesbezüglich dauerhafte Veränderungen vornehmen – wenn wir also unsere Gewohnheiten ändern –, können solche Krankheiten geheilt werden, und zwar ohne Medikamente. Demzufolge hängt die Genesung ganz wesentlich vom Engagement des Kranken selbst ab.

Die wissenschaftliche Weiterentwicklung der chinesischen Medizin

Schon lange wird bei der Komplementär- und Alternativmedizin das Fehlen der wissenschaftlichen Stichhaltigkeit bemängelt. Gegen Ende des vorigen Jahrhunderts haben Fachleute auf diesem Gebiet unter Hochdruck Diagnose- und Untersuchungsinstrumente entwickelt, um die Fortschritte ihrer Patienten zu erfassen und so die wissenschaftliche Geltung der alternativen Ansätze zu verbessern. Sie etablierten einen neuen Zweig der Komplementär- und Alternativmedizin, der sich »evidenzbasiert« nennt, also den Anspruch erhebt, wissenschaftlichen Kriterien zu genügen. Damit möchte man sich auf dem Gebiet der Behandlung chronischer Krankheiten einen Platz sichern und stichhaltige Wirksamkeitsnachweise liefern.

Die Traditionelle Chinesische Medizin (TCM) steht vor ähnlichen Problemen. Schon lange beteuert sie ihre Wirksamkeit bei chronischen Krankheiten, leidet aber wie die westliche Alternativmedizin daran, dass sie dem Kriterium der Wiederholbarkeit nicht genügt und keine präzise geführten Krankenakten vorweisen kann, sodass ihre Heilungsberichte als wenig überzeugend angesehen werden. Deshalb muss auch in der chinesischen Medizin jetzt dieses Umdenken in Richtung Evidenzbasierung stattfinden, damit hier ebenfalls ein neuer Zweig entstehen kann. Mir scheint, das sollte das Hauptziel aller Modernisierungsbemühungen sein.

Die zeitgenössische chinesische Medizin unterscheidet sich stark von der Praxis weit zurückliegender Zeiten. Für den größten Teil ihrer Geschichte war sie in China praktisch konkurrenzlos und bei allen Krankheiten das Mittel der Wahl. Heute ist sie auch in ihrem Ursprungsland nicht mehr das einzige oder auch nur wichtigste Heilsystem, zumal die westliche Medizin auf vielen Gebieten – bakterielle Infektionen, Chirurgie, Orthopädie, Zahnheilkunde, Verletzungen und so weiter – überzeugende Fortschritte vorzuweisen hat. Aber auf dem Gebiet der chronischen Krankheiten bleibt diese moderne Medizin weit hinter den Erwartungen zurück. Hier hat die chinesische Medizin noch Entwicklungspotenzial und könnte eine neue Blüte erleben.

Ein ganz wichtiger Faktor bei chronischen Krankheiten ist die Qualität des Schlafs. In der chinesischen Medizin gilt, dass ein Mensch durchaus noch Aussicht auf Genesung hat, solange er einigermaßen gut schlafen kann. Natürlich gilt umgekehrt auch, dass Schlaflosigkeit allen möglichen chronischen Krankheiten Vorschub leistet. Mit der Entdeckung der *Dysautonomie*, einer angeborenen oder erworbenen Störung des vegetativen oder autonomen Nervensystems, die mit Symptomen unterschiedlichster Art verbunden sein kann, ist die westliche Medizin dem Verständnis der Schlaflosigkeit etwas nähergekommen. Dysautonomie hat manches mit dem gemein, was in der TCM als Meridian-Ungleichgewicht bezeichnet wird. Aber mit der Bezeichnung Dysautonomie wird eigentlich nur die Existenz des Problems konstatiert, und tatsächlich weiß niemand so recht, wie es entstand und was man gezielt dagegen unternehmen kann.

In der Diagnostik der chinesischen Medizin wird zunächst ermittelt, ob zwischen den Meridianen ausgewogene oder unausgewogene Verhältnisse herrschen. Mit dem »Meridian-Monitoring-System« können wir diese Verhältnisse im Detail aufklären, um schließlich den Meridian (oder mehrere) herauszufinden, der oder die als Ursprung des Problems zu sehen sind. Danach kann man einen Behandlungsplan zur Korrektur des Ungleichgewichts aufstellen. In vielen Fällen genügt das bereits, um Schlafstörungen zu überwinden.

Im Jahr 2009 begann meine Zusammenarbeit mit Professor Chien-Te Chen, einem Wissenschaftler am National Synchrotron Radiation Research Center in Taiwan. Herr Chen hat viele Jahre auf dem Gebiet des Qigong geforscht, und mit seiner Hilfe gelang uns die Entwicklung eines Geräts für die Meridianbehandlung, das die Wirkungen des Qigong erzeugt. Mit diesem Gerät können wir Meridianpunkten Qi zuführen und so den Gesamtzustand des Meridians ändern. Nach jahrelangen Versuchen und immer weiteren Verfeinerungen des Verfahrens sind wir auf einen Behandlungsansatz gekommen, der das Meridian-Monitoring-System mit dieser Meridianbehandlung verbindet. Bis zum wissenschaftlichen Beweis der Wirksamkeit unseres Vorgehens liegt sicher noch eine Menge Arbeit vor uns, aber die Rückmeldungen der Patienten sind bisher sehr ermutigend.

Seit vielen Jahren arbeite ich daran, wissenschaftliche Instrumente und Geräte für die chinesische Medizin zu entwickeln, und im Jahr 2015 konnte ich schließlich bedeutende Fortschritte erzielen. Nachdem meine Mitarbeiter und ich etliche Jahre klinische Daten sammeln konnten, haben wir ein genaues Bild von der Wirksamkeit unserer Erfindungen und wissen, wie sie zur Modernisierung der chinesischen Medizin beitragen können.

Dieses Buch gliedert sich in zwei Hauptteile: Im ersten teilen wir unsere Erfahrungen auf dem Gebiet der Gesundheitsversorgung in den letzten Jahren mit, während es im zweiten um unsere Fortschritte bei der wissenschaftlichen Erforschung der chinesischen Medizin geht.

1

Die Selbstheilungskräfte wecken – der Königsweg zum Erhalt unserer Gesundheit

Nach dem Erscheinen meines ersten Buches wollten viele meiner Freunde wissen, wie ich im Zusammenhang mit Gesundheit auf einen Ausdruck wie »Gebrauchsanweisung« gekommen sei. Das lag daran, dass ich früher als Ingenieur und Produktentwickler in der Computerindustrie gearbeitet habe. Wenn ein Produkt marktreif geworden war, musste eine Bedienungsanleitung formuliert werden. Als ich zum ersten Mal den *Kanon des Gelben Kaisers über Innere Medizin* las, erstaunte es mich, dass dieser älteste Klassiker der chinesischen Medizin vieles mit dem gemein hatte, was ich unter einer Gebrauchsanleitung verstand.

Ein Computerhandbuch sagt normalerweise etwas über die Umgebung, in der das jeweilige System eingesetzt werden soll, es erklärt seine Grundfunktionen und wie eventuelle Fehlfunktionen behoben werden können. Die klassische Schrift des Gelben Kaisers über innere Medizin legt in den ersten Kapiteln das normale Lebensumfeld des Menschen dar, um dann die einzelnen Systeme des menschlichen

Körpers zu erklären und schließlich zu erläutern, wie der Mensch entsprechend seiner Umwelt leben soll und was zu tun ist, wenn Krankheiten entstehen. Wo gegen die Gesetze des Lebens verstoßen wird, ziehen sich die Menschen Krankheiten zu. Ein Großteil des Buches widmet sich der Diagnose und Behandlung von Krankheiten, und das unterscheidet sich für mein Verständnis nicht sehr von einem Computerhandbuch.

Solch ein Handbuch wird, wie gesagt, oft vom Designer des Produkts verfasst, und der *Kanon des Gelben Kaisers über Innere Medizin* ist nach Aufbau und Inhalt ebenfalls aus der Sicht eines Designers geschrieben. Betrachten wir die moderne Medizin aus dieser Perspektive, so geht sie von der Anatomie aus. Sie versteht Krankheiten unter dem Gesichtspunkt der Symptome. Man könnte sagen, die moderne Medizin betrachtet den menschlichen Körper aus der Sicht des »Anwenders«, während die chinesische Medizin die Perspektive des »Designers« einnimmt.

Computer-Virenschutz und das Selbstheilungssystem des Körpers

Da ich, wie gesagt, früher Produktentwickler war, sehe ich bis heute viele Dinge – auch den menschlichen Körper – mit den Augen eines Designers. Immer wenn ich mich frage, wie man bei einer bestimmten Krankheit am besten vorgeht, denke ich zuerst: Wenn ich der Designer dieses Körpers wäre, wie hätte ich ihn gebaut und eingerichtet? Nachdem ich mich viele Jahre mit dem menschlichen Körper beschäftigt habe, bin ich zu der Ansicht gelangt, dass dieser Körper nahezu vollkommen ist und seine Selbstheilungsmechanismen alles in den Schatten stellen, was der Mensch auf dem Gebiet der Wissenschaft und Technik erreicht hat.

Bei der Entwicklung eines Computers muss man von vornherein auch an seine Instandhaltung denken. Deshalb sind hier Verschraubungen vorhanden, die man bei Wartungsarbeiten lösen kann, um an die einzelnen Komponenten heranzukommen. Doch neuerdings werden Computer zunehmend mit automatischen Funktionen zur Selbstdiagnose und Selbstreparatur – beispielsweise der Festplatte – ausgerüstet. Auch der menschliche Körper verfügt über solche Selbstheilungsmechanismen, er kann Probleme selbst diagnostizieren und auch reparieren. Die moderne Medizin hat sich jedoch bisher nur in sehr geringem Maße für dieses Selbstheilungssystem interessiert, was vor allem daran liegt, dass eine auf diesen Selbstheilungskräften aufbauende Medizin finanziell nicht viel abzuwerfen verspricht. Deshalb geht die moderne Medizin bei der Behandlung von Krankheiten erst einmal davon aus, dass der Körper bei irgendeinem seiner Prozesse Fehler macht, also nicht richtig funktioniert. Die daraufhin vorgeschlagenen Behandlungsmöglichkeiten berücksichtigen die Selbstheilungskräfte des Körpers im Allgemeinen nicht.

Für solche Behandlungen können wir wieder den Computer als Vergleich heranziehen und sagen, die Behandlung einer Krankheit habe etwas vom Umgang mit einem Computervirus. In diesem Vergleich sind die Ärzte der modernen westlichen Medizin wie Computerexperten, die keine Virensoftware einsetzen, sondern sich stattdessen mit jeder einzelnen Funktionsstörung des Computers herumschlagen und die infizierten Dateien eine nach der anderen wieder in Ordnung zu bringen versuchen. Das ist eine unglaublich langwierige Vorgehensweise, bei der man die Viren gar nicht so schnell bereinigen kann, wie sie immer weitere Bereiche des befallenen Computers infizieren. Kurz, so wird man des Virenbefalls nicht Herr. Moderne Computer-User besitzen meist gar nicht die Fähigkeit, infizierte Dateien einzeln von Viren zu befreien, sondern sie vertrauen hier Antivirenprogrammen, die das gesamte System zu entseuchen vermögen. Solche Programme arbeiten wie das Selbstheilungssystem unseres Körpers. Solange wir dieses System instandhalten, kann sich unser Körper selbst heilen.

Der Umgang der modernen Medizin mit chronischen Krankheiten erinnert ein wenig an einen Haufen Computerspezialisten, die gegen Viren keine Virensoftware einsetzen. Sie bemühen sich redlich, aber ihr falscher Ansatz führt zu unbefriedigenden Ergebnissen. Vielleicht ist so zu erklären, weshalb chronische Krankheiten in so vielen Fällen nicht geheilt werden können und die Kosten der medizinischen Versorgung immer weiter steigen. Würden wir uns mit der wirklich nützlichen »Software« des Körpers vertraut machen, vielleicht ließen sich dann Lösungen für diese chronischen Krankheiten finden.

Die Fähigkeit unseres Körpers, sich selbst zu reparieren, erstreckt sich auf viele Bereiche. Er kann Ungleichgewichte zwischen den Organen ausgleichen, alle möglichen Schäden selbst reparieren und sogar versagende Anteile des Körpers ersetzen. Für die Funktionsfähigkeit dieses Selbstheilungssystems muss lediglich dafür gesorgt sein, dass der Körper über genügend Energie verfügt oder, in Begriffen der chinesischen Medizin, ausreichend mit Blut und Qi versorgt wird. Und da solche Reparaturen überwiegend im Schlaf stattfinden, ist es sehr wichtig, dass der Mensch ausreichend schläft und sich gesunde Schlafgewohnheiten aneignet.

Ein Gesundheitssystem auf der Basis der körpereigenen Selbstheilungskräfte

Um wirklich etwas gegen chronische Krankheiten ausrichten zu können, brauchen wir eine neue Form der Gesundheitsversorgung, die bei den Selbstheilungsmechanismen des Körpers ansetzt. Als ich erkannt hatte, wie viel diese Selbstheilungskräfte vermögen, begann ich mich der Entwicklung einer auf Selbstheilung ausgerichteten Praxis der chinesischen Medizin zu widmen. Wenn es gelingt, laufend den Zustand der verschiedenen Meridiane zu erfassen, vermittelt uns das ein Bild von den aktuellen Selbstheilungsprozessen des Körpers, das heißt, wir können verfolgen, was der Körper jeweils gerade unternimmt. Auf der Basis dieser Kenntnisse können wir verschiedene Behandlungsansätze ausprobieren, um die Selbstheilungsbemühungen des Körpers optimal zu unterstützen. Auch der längerfristige Krankheitsverlauf lässt sich so erfassen und beurteilen. Ich bin zuversichtlich, dass wir unsere Datenbasis in der Zukunft so erweitern können, dass es möglich wird, mit dieser neuen Anwendungsform der chinesischen Medizin auch bei chronischen Krankheiten in immer mehr Fällen entscheidende Verbesserungen zu bewirken.

Nach jahrlanger Forschungs- und Entwicklungsarbeit gelangten meine Kollegen und ich 2015 schließlich zum Entwurf einer solchen Form der Gesundheitsfürsorge, die die chinesische Medizin mit moderner Naturwissenschaft verbindet und beides leistet: Diagnostik und Behandlung. Dabei ist das Meridian-Monitoring-System das diagnostische Werkzeug, mit dem wir bei einem Patienten den Zustand der Meridiane erfassen können. Das Meridian-Monitoring-System arbeitet ähnlich wie die in der traditionellen Praxis der chinesischen Medizin angewandte Pulsdiagnose, nur ergibt sich daraus am Ende keine abstrakte Diagnose, sondern wir verfügen über konkrete Daten. Wir können beim Patienten diese Messungen vor und nach der Behandlung vornehmen, und der Vergleich gibt uns dann Aufschluss über den erzielten Fortschritt.

2

Ein neues Krankheitsverständnis

Zur Beziehung zwischen Wissenschaft, Theologie und Philosophie hat Bertrand Russell einmal gesagt: »Alles definitive Wissen, behaupte ich, gehört zur Wissenschaft. Alle dogmatischen Aussagen zu dem, was über definitives Wissen hinausgeht, sind Sache der Theologie. Zwischen Theologie und Wissenschaft jedoch liegt ein Niemandsland, das Angriffen beider Seiten ausgesetzt ist, und dieses Niemandsland ist die Philosophie.«

Eine als unwiderlegbar angesehene Theorie wird zur Theologie gezählt; eine Hypothese, deren Beweis noch aussteht, zur Philosophie, und eine bewiesene Hypothese ist Wissenschaft. Nach dieser Definition kann man in der modernen Medizin nur Anatomie, Chirurgie und die Behandlung bakterieller Infektionen als wissenschaftlich bezeichnen, während der Umgang mit chronischen Krankheiten und Vireninfektionen deutlich hinter diesen Kriterien zurückbleibt. Bei solchen Krankheiten strebt die moderne Medizin gar nicht erst eine vollständige Heilung an, sondern sieht nur zu, dass die Symptome einigermaßen handhabbar bleiben. Bei den meisten chronischen Krankheiten sind die Ursachen letztlich unbekannt, und da dem so ist, mangelt es auch an substanziellen Behandlungsvorschlägen. Vielleicht können wir also sagen, dass die Haltung der modernen Medizin in Bezug auf chronische Krankheiten irgendwo zwischen Theologie und Philosophie anzusiedeln ist.

Das Problem der chronischen Krankheiten erfordert ein Umdenken

Was chronische Krankheiten angeht, ist die Medizin demnach noch keine echte Wissenschaft, und das liegt daran, dass sie zu wenig über die Ursachen solcher Krankheiten weiß. Dafür gibt es etliche Gründe, aber der wichtigste besteht meiner Meinung nach darin, dass gegenwärtig zu wenig über die Selbstheilungssysteme bekannt ist. Erst mit diesen Kenntnissen wäre es möglich, die Ursachen chronischer Krankheiten zu ergründen, und erst dann lohnt sich die Suche nach Behandlungsansätzen wirklich.

Die chinesische Medizin geht bereits von der Kenntnis der Selbstheilungskräfte unseres Körpers aus. Deshalb geht sie bei schwierigen chronischen Krankheiten auch anders vor als die westliche Medizin. Bei Funktionsstörungen jeder Art unterstellt die westliche Medizin ein Versagen des Körpers. Das sieht die chinesische Medizin ganz anders. Sie erkennt keine Fehlfunktionen des Körpers und kann diese Auffassung mit guten Argumenten untermauern. Jedenfalls führen unterschiedliche Annahmen zu ganz verschiedenen Reaktionen, und natürlich fallen auch die Resultate dann sehr unterschiedlich aus.

Betrachten wir – um uns bewusst zu machen, dass gegensätzliche Auffassungen zu ganz unterschiedlichen Behandlungsansätzen und Ergebnissen führen – als Beispiel die Psoriasis. Nach Meinung der modernen wissenschaftlichen Medizin handelt es sich bei der Psoriasis um eine Autoimmunkrankheit, die eine vermehrte Neubildung von Zellen in der Haut auslöst. Dies führt zu Juckreiz und Entzündungen und schließlich zu der für Psoriasis typischen schuppigen Haut. Da man die Ursachen dieser Erkrankung noch nicht kennt, setzt man für die Behandlung derzeit noch auf steroidhaltige Salben. Die lindern zwar im Moment die Symptome, können aber auf Dauer dafür sorgen, dass die Krankheit auf immer weitere Hautareale übergreift. Demnach glaubt die moderne Medizin offenbar, dass der Körper hier irgendwo versagt hat, dass er Fehler macht, die man ausgleichen muss.

Wenn wir dagegen davon ausgehen, dass der Körper kaum je Fehler macht, werden wir die rapide Neubildung von Hautzellen anders deuten, nämlich einfach als eine Maßnahme, mit der unser Körper ein Problem auszugleichen versucht, das an irgendeiner anderen Stelle sitzt. Wenn wir jetzt annehmen, dass der Körper mit dieser vermehrten Neubildung und Abschuppung der Haut Schlacken und Abfälle loszuwerden versucht, werden wir das nicht zu unterbinden versuchen, sondern eher noch verstärken. Darüber hinaus werden die Meridiane in der chinesischen Medizin als Leitbahnen aufgefasst, über die der Körper Abfallstoffe abtransportiert. Sind diese Leitbahnen gestaut oder verstopft, müssen Schlacken und Giftstoffe über die Haut ausgeschieden werden.

Ist das einmal erkannt, gibt es für die Behandlung der Psoriasis einen naheliegenden Ansatz: Wir müssen auf zwei Gebieten Verbesserungen anstreben, um die Krankheit zu heilen. Erstens müssen wir die Aufnahme von Giftstoffen einschränken, damit der Körper nicht so viel zu entsorgen hat. Zweitens müssen wir die Durchlässigkeit der Meridiane so weit verbessern, dass Abfälle auf diesem Wege abtransportiert werden können und nicht über die Haut ausgeschieden werden müssen.

Ich habe diese Gedanken weiterverfolgt und – wie bereits erwähnt – für einen an Psoriasis erkrankten Verwandten eine Reihe von Massagen entwickelt und Änderungen einiger seiner Gewohnheiten formuliert, damit er diese so unangenehme chronische Krankheit überwinden konnte. Man braucht hier keine Medikamente einzunehmen, sondern muss lediglich herausfinden, wo die Ursachen für die Überfrachtung des Körpers mit Giftstoffen liegen – und dann seine Lebensgewohnheiten ändern. Mein Freund zog dieses Programm ein Jahr lang durch, und danach war diese für die westliche Medizin unheilbare Krankheit vollständig auskuriert.

Ein anderes Krankheitsverständnis und neue Heilungsansätze

Nach diesem Muster bin ich auch bei anderen chronischen Krankheiten auf wirksame Heilungsansätze gestoßen. Bei den meisten dieser Krankheiten empfiehlt es sich sehr, davon auszugehen, dass der Körper nicht fehlerhaft agiert, sondern die Symptome darauf hindeuten, dass er ein Problem zu beheben versucht. Wenn wir dieses Problem in den Griff bekommen möchten, müssen wir seine Ursache ermitteln. Ist das gelungen, sind zur Heilung nur noch zwei weitere Schritte erforderlich: Wir müssen die ursächlichen Einflüsse verringern und den Körper bei seinen Selbstheilungsbemühungen unterstützen.

Unseligerweise bilden sich viele Wissenschaftler ein, die moderne Medizin befinde sich mit ihrer Einschätzung chronischer Krankheiten bereits auf der Stufe der Wissenschaftlichkeit. Mit dieser irrigen Annahme bringen wir uns um die Möglichkeit, das Problem von verschiedenen Ansatzpunkten her in Angriff zu nehmen. Die moderne Medizin findet sich mit der Unheilbarkeit chronischer Krankheiten ab und begnügt sich mit bloßem Symptommanagement. Dabei sind solche Krankheiten durchaus heilbar, wir müssen nur mit unterschiedlichen Ansätzen experimentieren.

In der TCM-Diagnostik können wir uns zur Ermittlung der Ursachen einer Erkrankung auf etliche Funktions- und Erklärungszusammenhänge beziehen, etwa die Lehre von Qi und Blut, die Lehre von Zang und Fu und die Fünf-Elemente-Lehre. Gemeinsam ist ihnen die Grundannahme, dass der Körper über ein starkes, zuverlässiges und keineswegs störanfälliges Selbstheilungssystem verfügt. Von dieser Grundannahme abgeleitete Behandlungsmethoden führen so gut wie immer zu überzeugenden Ergebnissen.

Wenn wir umdenken, werden wir auftretende Probleme anders einschätzen, und das ist bei der Behandlung chronischer Krankheiten entscheidend wichtig.

3

Seelisch bedingte Krankheiten verlangen seelische Behandlungsmethoden

Seit ich angefangen habe, mich mit der chinesischen Medizin auseinanderzusetzen, bin ich vielen Krebspatienten begegnet. Mir ist aufgefallen, dass die meisten psychische Probleme haben, durch die sie sich von seelisch gesunden Menschen unterscheiden.

Zwei Dinge, die ich bei Krebspatienten besonders häufig beobachte, sind ein eklatanter Mangel an Energie auf der einen und psychischer Stress auf der anderen Seite.

Vor vielen Jahren wurde bei einer jungen Frau in meinem Freundeskreis die Diagnose *Hyperleukozytose* gestellt. Die Zahl der weißen Blutzellen war bei ihr pathologisch erhöht. Sie hatte erst kurz zuvor ihr Studium der chinesischen Medizin an einer renommierten Universität abgeschlossen, hatte immer gesund gelebt und war noch nie ernsthaft krank gewesen. Kurz vor der Diagnose jedoch hatte sie die Beziehung zu ihrem Freund abgebrochen, der sie ständig mit anderen Frauen betrog. Es folgte eine Phase, in der sie von Ängsten verfolgt wurde und depressiv war, gefolgt von ungewohnter Müdigkeit und Fieberschüben, die, wie sie später erfuhr, bereits Symptome ihrer Hyperleukozytose waren. Sie kam ins Krankenhaus, wo sofort eine Therapie zur Reduzierung der weißen Blutzellen eingeleitet wurde. Bei einer solchen Chemotherapie kommt es erfahrungsgemäß immer wieder zu einer zu starken Reduzierung der weißen Blutkörperchen, sodass man anschließend Medikamente für die vermehrte Neubildung dieser Zellen gibt. Dreimal ließ sie dieses Hin und Her über sich ergehen, dann starb sie.

Aus der Sicht der chinesischen Medizin sind hier ein paar Dinge anzumerken: Zum einen muss ihr körperliches Energieniveau beim Einsetzen der Krankheit recht hoch gewesen sein. Aber wie kann jemand, der eine so schwere Krankheit bekommt, viel Energie besitzen? Nun, wenn der Körper innerhalb kürzester Zeit sehr viele weiße Blutzellen neu bildet, muss er einigermaßen bei Kräften sein. Eben deshalb tritt Hyperleukozytose eher bei jüngeren als bei älteren Menschen auf. Ältere Menschen verfügen meist nicht mehr über genügend Energie für die massenhafte Neubildung weißer Blutzellen.

Zum Verständnis dieser Zunahme der weißen Blutzellen müssen wir weit in unsere Vergangenheit zurückblicken und uns die Natur des Ärgers bzw. der Wut vor Augen führen. In diesen weit zurückliegenden Zeiten zogen heftige Zornesregungen oft gewalttätige Konfrontationen nach sich, und die Folge solcher Auseinandersetzungen konnten schlimme Verletzungen sein. In solchen Situationen sorgt unser Körper auf natürliche Weise für die vermehrte Neubildung weißer Blutzellen. Es dürfte demnach so gewesen sein, dass die Angst und die Verärgerung meiner Freundin eine Vermehrung ihrer weißen Blutzellen zur Folge hatte. Begegnet man dem jetzt mit Medikamenten, die weiße Blutzellen abtöten, glaubt der Körper, dass er angegriffen wird, und strengt sich noch mehr an, weiße Blutzellen zu bilden. Nach der Logik der Selbstheilung ist Hyperleukozytose einfach der körperliche Ausgleichsmechanismus für eine ungewöhnlich große und anhaltende Verärgerung.

Die Behandlung hätte von Anfang an darauf abgestellt sein müssen, ihr bei der Überwindung ihrer Angst und Depression zu helfen. Eine weiße Blutzelle hat eine Lebenserwartung von rund zwanzig Tagen. Wird der Ärger verringert oder überwunden, darf man davon ausgehen, dass sich die Zahl der weißen Blutzellen wieder normalisiert. Wenn man, wie es in der westlichen Medizin geschieht, die weißen Blutzellen abtötet und damit die Selbsthilfemaßnahmen unterbindet, macht man alles nur noch schlimmer.

Damals konnte ich meiner Freundin nicht mehr mitteilen, wie ich die Dinge sah, aber im Sommer 2009 bot sich mir eine weitere Gelegenheit, und diesmal konnte ich meine Hilfe anbieten, bevor der routinemäßige Behandlungsplan anlief.

Mitteilungen einer ratlosen Mutter

Im Folgenden handelt es sich um einen tatsächlichen Fall, bei dem auch deutlich wird, wie sich unsere Gefühle auf die Gesundheit auswirken. Frau Chen ist eine Leserin, die mich über Facebook um gesundheitlichen Rat gebeten hatte. Hier ist in Auszügen unser Austausch. Ende August 2009 postete Frau Chen diese Message auf meiner Facebook-Seite:

»Bei meinem Sohn wurde vor einiger Zeit ein bösartiges Lymphom diagnostiziert. Es fällt meiner Familie sehr schwer, sich damit abzufinden, schließlich ist mein Sohn erst fünfzehn. Die Entscheidungen, die im Zusammenhang mit dieser Krankheit zu treffen sind, werden im Wesentlichen bei mir liegen, und das macht mich total ratlos. Ich fühle mich völlig überfordert und bin voller Sorgen, und natürlich möchte ich nicht, dass ich aufgrund von medizinischer Unkenntnis falsche Entscheidungen treffe. Bevor ich also einer Behandlung nach westlichem Muster zustimme, möchte ich deshalb Sie fragen, welche Möglichkeiten es gibt, meinem Sohn mit den Mitteln der chinesischen Medizin zu helfen. Worauf muss ich bei seiner Ernährung und im Hinblick auf seinen Schlaf achten? Hat die chinesische Medizin bei dieser Krankheit erfahrungsgemäß hohe Erfolgsquoten? Weshalb hat mein Sohn diese Krankheit überhaupt bekommen? Könnte es etwas sein, was in der Familie liegt? Der Vater meines Sohnes starb an einem bösartigen Lymphom, als mein Sohn zehn Monate alt war. Können Sie mir aus Ihrer Kenntnis der chinesischen Medizin heraus etwas für meinen Sohn raten? Das wäre sicher gut für ihn.«

Da ich bereits mit jungen Krebspatienten zu tun gehabt hatte, wusste ich, dass wir uns zunächst einmal die möglichen seelischen Belastungen ansehen mussten. In meiner Antwort teilte ich Frau Chen mit, ich hätte in der Vergangenheit bereits Fälle dieser Art erlebt, und da hätten immer seelische Probleme eine große Rolle gespielt. Für viele Kinder besteht das Hauptproblem in der gestörten oder unbefriedigenden Kommunikation mit ihren Eltern. Alle Behandlungen sind nur von begrenzter Wirksamkeit, bis dieses Problem gelöst und die Kommunikationslücke geschlossen wird.

In der Beziehung zwischen Eltern und Kindern gibt es zwei Hauptschwierigkeiten, die für die Erkrankung von Bedeutung sein können. Die eine besteht darin, dass ein Elternteil zu streng ist und dem Kind keine Freiräume lässt. Gegenüber diesem Elternteil kann das Kind seine Gefühle nicht bekunden, sondern muss seine eigenen Wünsche zurückstellen, um die der Eltern zu befriedigen. Zweitens kommt es vor, dass Eltern sich nicht um ihr Kind kümmern und es sich folglich übergangen und im Stich gelassen fühlt. In beiden Fällen bleiben die Wünsche des Kindes unerfüllt, und das kann tiefe Verärgerung nach sich ziehen.

Um hier Abhilfe zu schaffen, muss zuerst die Beziehung zwischen Eltern und Kind wieder in Ordnung kommen, aber das kann den Menschen sehr schwerfallen. Eigentlich sollte es leicht sein, denn die Eltern hätten nichts weiter zu tun, als einmal still zu sein und sich anzuhören, was ihr Kind zu sagen hat. Doch Eltern dieses Typs neigen dazu, nie wirklich zuzuhören, schon gar nicht im Gespräch mit Abhängigen – und abhängig sind Kinder nun mal. Sie sind abhängig und dadurch in vielen Fällen verunsichert. Sie fühlen sich von ihren Eltern ungeliebt, und daraus, dass sie sich dieser Liebe versichern möchten, ergeben sich oft Konflikte.

Frau Chen beschrieb ihren Sohn als von sanfter Gemütsart. Sie nannte ihn umgänglich und für sein Alter ungewöhnlich verständig. Er spreche viel mit ihr. Sie habe wieder geheiratet, und der Stiefvater liebe ihren Sohn sehr.

Auf diese Schilderung hin bekam ich den Eindruck, dass Mutter und Stiefvater wahrscheinlich nicht an seelische Hintergründe für die Krankheit des Kindes dachten. Solche Kinder wirken oft ungewöhnlich reif. Sie sind vernünftig und wohlerzogen und erscheinen an der Oberfläche ganz munter und zufrieden. Tatsächlich kann es aber sein, dass solch ein Kind in Wirklichkeit unglücklich ist und nicht weiß, wie es mit den Eltern darüber sprechen soll. So bleiben solche Ängste und das Unbehagen unausgesprochen und unter Verschluss, während das Kind äußerlich ganz normal wirkt.

Ich erwähnte diese Dinge im Gespräch mit Frau Chen, und sie erzählte mir daraufhin noch etwas ganz anderes über ihren Sohn. Ab der fünften Klasse wollte er ein Internat besuchen, an dem die traditionellen darstellenden Künste Chinas gelehrt wurden. Diese Schule nimmt Schüler von der dritten Klasse an auf und führt sie bis zur Highschool. Frau Chens Sohn erwies sich als sehr begabt und wurde bald zu einer Art Star an dieser Schule. Die traditionellen darstellenden Künste sind sehr trainingsintensiv, weil sie große Körperbeherrschung verlangen, und die Schüler müssen täglich viele Stunden trainieren. Da außerdem hohe Studiengebühren verlangt werden, stehen die Schüler unter hohem Leistungsdruck. Zu Beginn des achten Schuljahres beklagte sich Frau Chens Sohn über diesen Druck und sagte, er wolle lieber auf eine normale Schule gehen. Sie musste ihm erwidern, die Schule habe vertraglich alles so geregelt, dass eine hohe Abstandssumme zu zahlen war, wenn man das Programm vorzeitig verließ. Der Grund für dieses Verfahren lag wohl darin, dass die Schule selbst immer wieder öffentliche Aufführungen veranstaltete, bei denen es nicht zuletzt um die Einnahmen ging – und man wollte einfach nicht im laufenden Schuljahr einen Hauptdarsteller verlieren. Ausnahmen wurden nur bei ernsten Erkrankungen gemacht – wurde ein Schüler schwer krank, durfte er gehen, ohne die Strafgebühr zu bezahlen.

Falls diese Probleme mit der Schule einen Großteil der seelischen Belastung ihres Sohnes ausmachten, erklärte ich Frau Chen, sei es sicher besser, ihn eine normale Schule besuchen zu lassen. Vielleicht, dachte ich, bestand das Problem nicht nur im zermürbenden Training an solchen Schulen, möglicherweise gab auch noch die Internats-Situation dem Jungen das Gefühl, von seinen Eltern verlassen zu sein. Für Kinder in Familien, in denen ein Elternteil wieder geheiratet hat, ist das Internat keine gute Wahl.

Da ein Lymphom meist nicht unmittelbar lebensbedrohend ist, sagte ich zu Frau Chen, sie sollten sich überlegen, ob die Chemotherapie nicht aufgeschoben werden könne, um abzuwarten, ob sich die Verbesserung der seelischen Verfassung vielleicht auch auf die Krankheit auswirken würde.

Bei unserem nächsten Online-Kontakt machte Frau Chen die folgende Mitteilung: »Der Zustand meines Sohnes normalisiert sich zusehends. Es gibt kaum noch Krankheitsanzeichen oder Beschwerden. Am Hals sind noch zwei Knoten, aber man sieht sie kaum noch. Außerdem habe ich ihm gestern Abend noch einmal versichert, dass er nicht weiter auf diese Schule gehen muss, und er war darüber sehr froh.«

Bei Kindern haben schwere Krankheiten meist seelische Hintergründe. Solange keine unmittelbare Lebensgefahr besteht, kann die Familie versuchen, die Lebensumstände des Kindes so zu verändern, dass sich seine seelische Verfassung bessert. Wenn die Krankheit nicht so schlimm wird, dass man Chemotherapie einsetzen oder zu anderen schädlichen Maßnahmen greifen muss, kann man sich Zeit für andere Heilungsansätze nehmen. Kinder verfügen über sehr viel körperliche Energie, und bei so viel Energie hört das Leben nicht einfach so auf. Doch der Lebenswille des Kindes ist entscheidend. Da schwer kranken Kindern oft eine positive Lebenseinstellung fehlt, ist es meiner Erfahrung nach besonders schwierig, diese Kinder zu heilen. Doch solange überhaupt noch irgendwelche Heilungsfortschritte gemacht werden, besteht Aussicht auf vollständige Genesung. Da Frau Chens Sohn heilfroh ist, seine alte Schule hinter sich zu haben, kann man damit rechnen, dass ihm diese Erleichterung auch gesundheitlich zustattenkommt.

Den Unterschied zwischen westlicher und traditioneller chinesischer Tumorbehandlung verdeutliche ich gern mit einem bildhaften Vergleich. Beide Seiten möchten den Tumor beseitigen, aber nur eine interessiert sich ernsthaft dafür, wie er überhaupt entstehen konnte. Stellen Sie sich ein verwahrlostes Zimmer mit einem Haufen Müll in der Mitte vor. Metaphorisch gesprochen, besteht das Verfahren der westlichen Medizin nun darin, das Ganze zusammenzukehren und unters Bett zu schieben, jedenfalls aus den Augen. Nach einiger Zeit sammelt sich aber wieder Unrat an, einfach weil die Mieter oder Besitzer der Wohnung so weiterleben wie zuvor. Jetzt hat man also zwei Abfallhaufen, und wenn das so weitergeht, ist das Zimmer schließlich so zugemüllt, dass man darin nicht mehr wohnen kann. In der chinesischen Medizin fragt man, wie solche Ansammlungen von Unrat entstehen konnten und wer durch welches Verhalten dafür gesorgt hat. Kennt man einmal die Gründe, kann man künftig anders vorgehen und kontinuierlich für Sauberkeit sorgen, sodass weitere Deponien gar nicht erst entstehen.

Ich machte Frau Chen Vorschläge für das weitere Vorgehen, und sie und ihr Mann ließen sich dazu überreden, dem Sohn ein Jahr schulfrei zu geben. Er durfte in dieser Zeit tun, was ihm Spaß machte, er konnte sogar ins Ausland reisen. Das tat den Beziehungen innerhalb der Familie sehr gut, und der Sohn entwickelte sich zu einem viel glücklicheren Menschen.

Erfreuliche Nachrichten zehn Monate später

Nach zehn Monaten schrieb mir Frau Chen: »Der Tumor ist einfach verschwunden. Wir müssen jetzt nur noch alle sechs Monate zur Nachuntersuchung in die Klinik. Zurzeit sieht alles sehr gut aus.«

Während meiner Lehrzeit in der chinesischen Medizin sind mir viele Krebspatienten begegnet, bei denen seelische Probleme gegeben waren. Frau Chen und ihr Sohn sind dabei ein Fall mit besonders glücklichem Ausgang. In vielen anderen Fällen ist der Ursprung der seelischen Nöte schwer auszumachen, aber auch wenn er benannt werden kann, bleibt es oft schwierig, einen wirksamen Ausgleich zu finden. Bei Krebspatienten ist oft die Zeit ein entscheidender Faktor. Bei manchen Fällen, die ich begleitet habe, konnten wir zwar die psychischen Probleme identifizieren und einen Heilungsplan aufstellen, mussten dann aber feststellen, dass es bereits zu spät war. Bei Frau Chens Sohn war das Hauptproblem recht einfach gelagert, und die Lösung lag darin, ihn von der Schule zu nehmen und die Beziehung innerhalb der Familie zu verbessern. Danach ging es mit seiner Stimmung stetig bergauf und der Krebs verschwand.

Das Leben hält immer wieder große Überraschungen bereit, und wir dürfen die Kraft des Geistes nicht unterschätzen. Krankheiten können durch stetig wiederholte falsche Gedanken entstehen. Aber natürlich kann sich der Geist dann auch korrigieren und die Krankheit heilen.

Ein anderer Fall ging nicht so glücklich aus. Das Problem einer jungen Patientin bestand darin, dass es zwischen ihr und ihren Eltern eine totale Kommunikationsblockade gab. Die Unstimmigkeiten zwischen ihren Eltern bestanden über Jahre, und keine Seite mochte Schritte in Richtung Aussöhnung unternehmen. Von ihrem Vater und Bruder sagte sie, es seien Fremde, die unter einem Dach leben. Niemand scherte sich viel um sie oder zeigte Verständnis für ihre Gefühle. Als sie ihre Diagnose bekam, war sie weder erschrocken noch traurig, sondern einfach nur froh darüber, dass sie endlich sterben durfte. Da sie das unmittelbare Gespräch mit ihrem Vater immer gescheut hatte, schrieb sie einen Brief, in dem sie ihm alles erzählte. An seinem Umgang mit ihr änderte sich dadurch nicht viel, er warf ihr lediglich Unreife vor.

Halten wir die beiden Fälle nebeneinander, zeigt sich deutlich, dass bei Krebs oft nicht nur der Patient behandelt werden muss, sondern auch die Menschen, die sein engstes Lebensumfeld ausmachen.

Psyche und Körper sind eins und dürfen nicht getrennt betrachtet werden

Die moderne Medizin unterscheidet strikt zwischen seelischen und körperlichen Erkrankungen. Hier sind verschiedene Ärzte zuständig, die sich oft nicht einmal untereinander verständigen können. Alle sind Spezialisten auf ihrem jeweiligen Gebiet, vielleicht sogar Koryphäen, aber aufgrund der Trennung ihrer Zuständigkeiten gelingt ihnen bei vielen Krankheiten keine Heilung.

Durch die Krankheitsfälle, die ich erlebt habe, weiß ich inzwischen einzuschätzen, welche psychischen Voraussetzungen in der Regel bei verschiedenen Krankheiten gegeben sind, denn bei den meisten chronisch erkrankten Patienten sind bestimmte psychische Merkmale zu erkennen. Frau Chen und ihrem Sohn bin ich kein einziges Mal direkt begegnet, der Austausch fand ausschließlich über Facebook statt. Und bei allem, was ich ihr über den Jungen mitteilte, schöpfte ich aus meiner Erfahrung mit anderen Kindern. Die Resultate waren überzeugend.

An diesem Beispiel erkennen wir, dass körperliche und seelische Gesundheit nicht getrennt zu betrachten sind. Im Sinne der Ganzheitlichkeit darf sich die Krebsforschung nicht auf das beschränken, was physiologisch vor sich geht oder unter dem Mikroskop zu erkennen ist, sondern muss sich auf Körper, Geist und Seele erstrecken.

4

Wie Gefühle krank machen können

Im *Kanon des Gelben Kaisers über Innere Medizin* wird die Beziehung zwischen unseren Gefühlen und der gesundheitlichen Verfassung der inneren Organe dargestellt. Im Einzelnen sieht das so aus: Ärger schadet der Leber, übermäßige Glücksgefühle belasten das Herz, Sorgen können die Milz schädigen, Kummer die Lunge und Angst die Nieren. Dabei ist zu beachten, dass die Gefühle das ihnen zugeordnete Organ nicht nur direkt schädigen, sondern auch anfälliger für künftige schädliche Einflüsse machen. Wenn sich also jemand ärgert oder wütend wird, wirkt sich das unmittelbar negativ auf den Lebermeridian aus. Ist dieser Meridian einmal angeschlagen, neigt die Person noch mehr zu Zornesregungen. »Mürrischer alter Mann« ist für jemanden, der sich in der chinesischen Medizin auskennt, nicht einfach eine etwas abschätzige Bezeichnung. Es ist nämlich kein Zufall, dass die Neigung zum Ärgern mit den Jahren zunimmt, denn bei älteren Menschen ist der Lebermeridian generell nicht mehr ganz so gut in Schuss.

Nach diesem Muster können wir uns auch die Schädigung anderer Organe vorstellen. Sorgen beispielsweise beschädigen die Milz, und je schwächer die Milz wird, desto mehr leidet der Betroffene unter der Last seiner Sorgen. Wenn hier nicht eingegriffen wird, kann ein Teufelskreis entstehen.

In diesem Kapitel werden wir uns ansehen, wie Gefühle die zugehörigen Meridiane schwächen und was man tun kann, um die Schäden zu beheben.

Gefühlsabfälle in den Meridianen

Unter dem Einfluss schädigender Gefühle entstehen bestimmte Abfälle oder Schlacken, die je nach Art des schädigenden Gefühls an ganz bestimmten Stellen bzw. Meridianen abgelagert werden. Wir sprechen hier von emotionalem Abfall. Besonders häufig entstehen solche Abfälle durch Ärger und Stress, die aus der Sicht der chinesischen Medizin beide mit der Leber zusammenhängen. Wenn wir uns also ärgern oder starkem Stress ausgesetzt sind, entstehen emotionale Abfälle, die im Lebermeridian verweilen.

Skoliose durch emotionale Abfälle im Blasenmeridian

Emotionale Abfälle werden in flüssiger Form auch im rückwärtigen Teil des Blasenmeridians abgelagert. Leidet man unter hohem emotionalen Stress, sammeln sich im Leber-Shu-Punkt des Blasenmeridians erhebliche Mengen solcher Abfälle an. Dadurch entstehen Verdickungen, die sich in diesem Bereich als kleine Knoten tasten lassen. Diese Abfälle lagern sich aber nicht an beiden Seiten des Meridians gleich stark ab. Meist geschieht das auf der einen Seite deutlich mehr als auf der anderen, und diese Asymmetrie wirkt sich auf die Muskulatur aus, sodass die Wirbelsäule mit der Zeit aus ihrem senkrechten Verlauf gezogen wird. Die Muskeln sind auf der einen Seite des Rückens dicker, und die ungleiche Spannung bewirkt mit der Zeit eine Verbiegung der Wirbelsäule.

Ich vermute, dass viele Fälle von Skoliose durch solche Ablagerungen emotionaler Abfälle zu erklären sind. Da bei vielen Verfahren zur Begradigung der Wirbelsäule diese ungleiche Verteilung der Rückenmuskulatur nicht berücksichtigt wird, kommt es nach anfänglich erfolgreicher Haltungskorrektur häufig zu Rückfällen, weil das eigentliche Problem nicht behoben wurde.

Die Massage des Blasenmeridians zielt darauf ab, die Fließeigenschaften in diesem Meridian zu verbessern und so die dort deponierten emotionalen Abfälle zu mobilisieren. Bei täglich wiederholter Massage bemerkt man nach einigen Monaten eine Veränderung der bislang ungleich verteilten Muskulatur. Ist die Symmetrie der Muskulatur einmal wiederhergestellt, kann man mit weiteren Behandlungsformen verhindern, dass das Problem erneut auftritt.

Am Grad der ungleichen Muskelverteilung am Rücken lässt sich also das Ausmaß der emotionalen Schädigung erkennen. Am größten sind die Unterschiede bei Menschen, die ständig unter Stress stehen und dazu auch noch Beziehungsprobleme haben. Die schwersten emotionalen Schäden entstehen durch Ärger, der sich bis zur Wut steigert.

Ärger ist meist in diesen beiden Ausprägungen zu beobachten: als kurzen Wutausbruch oder als anhaltende Verärgerung. Menschen, die wir als reizbar oder aufbrausend erleben, neigen eher zu Ausbrüchen. Das kann ziemlich dramatisch werden, schädigt aber die Meridiane nicht so sehr, weil es weniger emotionale Abfälle erzeugt. Deutlich schädlicher ist anhaltender Ärger. Wenn man sich ärgert, es aber nicht zeigt, bleibt der Ärger unter der Oberfläche bestehen und wirkt weiter. Und dieser unterdrückte Ärger ist für die Meridiane besonders problematisch. Hier entstehen nämlich ununterbrochen emotionale Abfälle, die für eine ungleichmäßige Verteilung der Muskulatur sorgen.

Das beginnt mit den erwähnten Knoten, die sich im Bereich des Leber-Shu-Punktes auf dem Blasenmeridian bilden. Solche Knoten entstehen, wie ebenfalls bereits erläutert, durch Meridianabfälle aufgrund von anhaltender Verärgerung. Normalerweise werden solche Meridianabfälle im Blasenmeridian weitertransportiert, gelangen von dort aus in die Blase und werden mit dem Urin ausgeschieden. Wenn jedoch die Durchlässigkeit des Meridians eingeschränkt ist oder die Masse der Abfallstoffe nicht mehr verarbeitet werden kann, bilden sich Knoten. Interessanterweise kann man bei Leuten mit am Shu-Punkt gestautem Blasenmeridian beobachten, dass sie reizbarer werden und immer mehr zu Ärger neigen. Wenn man nicht mit einer geeigneten Behandlung gegensteuert, wird das Problem zum Teufelskreis.

Ärger ist also der Hauptgrund für eine ungleiche Verteilung der Rückenmuskulatur, und Anlass zu Ärger geben uns oft gerade die Menschen, denen wir uns besonders nahe fühlen – meist Ehepartner oder die Eltern. (Ärger-Schäden bei Erwachsenen haben meiner Erfahrung nach ihren Ursprung in der Kindheit.) Ich empfehle die Blasenmeridian-Rückenmassage als regelmäßige Anwendung zwischen Ehepartnern und zwischen Eltern und Kindern, weil man hier ganz direkt erleben kann, was Ärger für Schäden verursacht. Eltern können an der Rückenmuskulatur ihrer Kinder erkennen, ob diese unter Stress stehen. Manche Eltern sind allzu streng mit ihren Kindern, und der dadurch entstehende Stress kann diese Ärger-Schäden bei ihnen verursachen. Durch die Blasenmeridian-Massage lässt sich das Problem früh erkennen, sodass man künftigen Verschlimmerungen vorbeugen kann.

Die Beziehung zwischen Eltern und Kindern ist nie ganz gleichgewichtig, denn da die Erwachsenen immer die Stärkeren sind, ist das Kind bei Auseinandersetzungen letztlich gezwungen, seinen Ärger hinunterzuschlucken. Wenn das oft geschieht, entsteht beim Kind manchmal eine Art chronische Verärgerung. Wenn ich mit Kindern als Patienten zu tun habe, untersuche ich immer zuerst ihre Rückenmuskeln. Da sie meist über mehr Körperenergie verfügen als Erwachsene, haben Krankheiten bei ihnen oft mit Gefühlen zu tun, und wenn man den Ursprung der Verärgerung ermitteln kann, lassen sich gefühlsbedingte Krankheiten leichter und schneller behandeln.

Die Bedeutung der Körperenergie für die Gesundheit

In meinem ersten Buch habe ich die Bedeutung der Körperenergie für unsere Gesundheit ausführlich behandelt. Ich lege Ihnen ans Herz, das dort Mitgeteilte noch einmal – oder erstmals – zu lesen, da es für das Verständnis dessen, was sich hier nun anschließt, sehr wichtig ist.

Wenn in der chinesischen Medizin von Körperenergie die Rede ist, sind zwei Dinge gemeint: die Blutmenge und das Qi, die einem Menschen zur Verfügung stehen. In der chinesischen Medizin ist das Blut der Träger des Qi. Stellen Sie sich das Blut als eine Art Flasche vor und das Qi als den Inhalt. Je größer die Flasche, desto mehr kann sie aufnehmen. Je mehr Blutenergie wir haben, desto besser ist es um unsere Gesundheit bestellt. Da mehr Blut auch mehr Qi bedeutet, geht es in der gesunden Lebensweise nach den Richtlinien der chinesischen Medizin in erster Linie um die Vermehrung des Blutes.

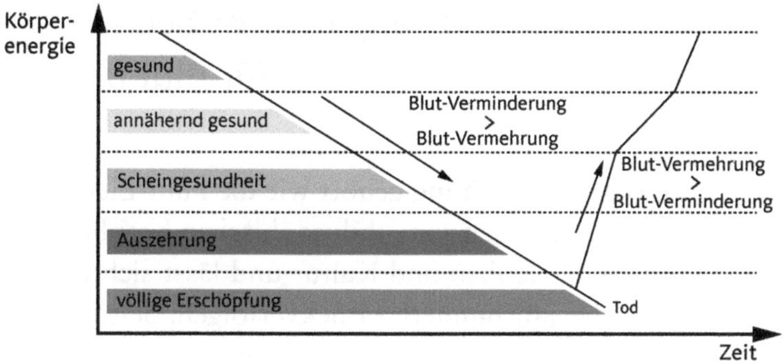

Abb.1: Blut-und-Qi-Diagramm

Diese Grafik verdeutlicht den Zusammenhang zwischen Körperenergie und Gesundheit. Nimmt die Körperenergie ab, gehen auch die Körperfunktionen insgesamt zurück. Das ist die Grundlage der meisten chronischen Krankheiten. In der chinesischen Medizin geht es nun nicht darum, die einzelnen Symptome einer Krankheit zu lindern, sondern man ist bemüht, die gesamte Körperenergie zu erhöhen. Nimmt die gesamte Körperenergie zu, geht es auch mit den Funktionen des Körpers wieder aufwärts, bis die Ursachen chronischer Erkrankungen schließlich bereinigt sind.

Wenn wir uns den Begriff der Körperenergie vor Augen führen, ist der therapeutische Ansatz der chinesischen Medizin eigentlich leicht zu verstehen. Im Grunde handelt es sich um zwei Haupt-Ansatzpunkte: Wir versuchen zu klären, wie die Körperenergie überhaupt so weit abnehmen konnte, und dann bringen wir Verhaltens- und Gewohnheitsänderungen ins Gespräch, durch die eine Zunahme der Körperenergie zu erwarten ist.

Yin und Yang in ihrer Bedeutung für Blut und Qi

Die Lehre von Yin und Yang gehört wie die Fünf-Elemente-Lehre seit Jahrtausenden zum philosophischen Kernbestand der chinesischen Medizin und Kultur und lässt sich bis ins 7. vorchristliche Jahrhundert zurückverfolgen. Seit damals wurde in China und schließlich auch im Westen viel darüber geschrieben, wie diese Lehre zu verstehen und anzuwenden ist. In diesem Kapitel werden wir uns ansehen, welchen Stellenwert die Lehre von Yin und Yang nach den Richtlinien der chinesischen Medizin für eine gesunde Lebensweise hat.

In der Lehre vom gesunden Leben dreht sich alles um die Vermehrung der Körperenergie, also von Blut und Qi. Über die Beziehung zwischen Blut und Qi haben wir bereits gesprochen: Blut ist der Träger des Qi. Ein Mensch kann nur so viel Qi haben, wie er Blut besitzt. Wenn wir von Blut im Sinne der chinesischen Medizin sprechen, ist immer die Gesamtmenge des Blutes gemeint, nicht seine Verteilung. Da mehr Körperenergie gleichbedeutend mit mehr Gesundheit ist, zielt eine gesunde Lebensweise auf die Vermehrung des Blutes.

Das Yin nähren und das Yang aufbauen – das ist der tiefere Sinn vieler therapeutischer Ansätze in der chinesischen Medizin. Unter Yin können wir alle konkreten Dinge verstehen, die etwas mit der Gesundheit des Körpers zu tun haben, beispielsweise Blut und Nahrung. Yang dagegen steht zu den nicht greifbaren Attributen des Qi in Beziehung.

Der Yin-Yang-Lehre zufolge sind Yin und Yang austauschbar, das heißt, sie können ineinander überführt werden: Nimmt eines der beiden zu, verwandelt es sich in das andere. Wir können das ähnlich wie das Verhältnis von Blut und Qi auffassen: Wenn der Körper vermehrt Blut bildet, vermehrt sich auch das Qi, da das Blut sein Träger ist. Mit mehr Qi kann der Körper seine Funktionen besser erfüllen und darüber hinaus wieder mehr Blut bilden.

Das Yin verbessern

Für die Blutbildung sind vor allem zwei Dinge wichtig: gute Nahrungsverwertung und ausreichender Schlaf. Verbessertes Yin, das heißt vermehrte Nährstoffaufnahme im Körper, übersetzt sich direkt in verstärkte Blutbildung. Für das Nähren des Yin verfügt die chinesische Medizin über etliche Verfahren, die jedoch für den modernen Menschen größtenteils nicht brauchbar sind. Um das zu verstehen, müssen wir uns vor Augen führen, wie stark sich unsere Lebensbedingungen im Laufe der Zeit verändert haben.

In weit zurückliegenden Zeiten wurden Nahrungsmittel und andere Güter im Allgemeinen nicht über weite Strecken transportiert. Unsere tägliche Nahrung stammte aus einem Umkreis von zwanzig bis dreißig Kilometern. Fehlten dem Boden in diesem Gebiet bestimmte Nährstoffe, entstanden bei den dort lebenden Menschen charakteristische Mangelzustände. Das ließ sich ausgleichen, indem man Nahrungsmittel trocknete und dadurch lager- und transportfähig machte. Wir haben hier die Urform der chinesischen Pflanzenheilkunde vor uns: Ursprünglich ging es einfach um Abhilfe für die generelle Nahrungsknappheit.

Mangelernährung ist in den entwickelten Ländern inzwischen kein Problem mehr. Die moderne Technik erlaubt uns den Transport fast aller Nahrungsmittel über weite Entfernungen. Ernährungsprobleme bestehen deshalb heutzutage größtenteils in Verwertungsstörungen. Mit der Erhöhung und Verbreiterung des Nahrungsangebots ist uns inzwischen nicht mehr gedient, sondern wir müssen für bessere Nährstoffaufnahme sorgen.

Deshalb besitzt der Ausdruck »das Yin nähren« heute eine andere Bedeutung als in der Zeit seines Aufkommens in der chinesischen Medizin. Da Yin die Ernährung bezeichnet, sollten wir uns nicht so sehr auf Nahrungsergänzung verlegen, sondern für bessere Aufnahme und Assimilation unserer Nahrung sorgen. Mangelhafte Nährstoffaufnahme habe ich in meinem ersten Buch ausführlich behandelt und möchte deshalb hier nur zusammenfassend wiederholen, dass dieses Problem zwei Hauptursachen hat: schlechte Essgewohnheiten und Schädigung durch Kälte-Qi.

Sorgfältiges Kauen ist ein sehr wichtiger erster Schritt unserer Verdauung, mit dem wir zweierlei erreichen:

Erstens wird die Nahrung so zerkleinert, dass sie im Magen leichter verarbeitet werden kann. Da ein Großteil der Nahrung bereits im Dünndarm resorbiert wird, muss der Magen sie so weit aufschließen, dass die Nährstoffe die

Dünndarmwand passieren können. Wurde die Nahrung jedoch nicht ausreichend gekaut, kann sie im Dünndarm nur mangelhaft resorbiert und demzufolge dem Körper auch nur mangelhaft zur Verfügung gestellt werden. Wenn man hastig isst und nicht ausreichend kaut, muss in der Folge mit Mangelernährung gerechnet werden.

Zweitens wirkt Kauen anregend auf den Gallenblasenmeridian, der seitlich am Kiefer entlang in Richtung Schläfe verläuft. Beim Kauen bewegt sich dieser Teil des Gesichts, und die Bewegungen übertragen sich auf den Meridian. Ist der Gallenblasenmeridian im Fluss, sorgt das für ausreichend Bildung von Gallenflüssigkeit, die für die Verdauung und Resorption von Fetten und fettlöslichen Vitaminen im Dünndarm besonders wichtig ist. Bei hastigem Essen bekommt der Gallenblasenmeridian nicht genügend Stimulation und die Bildung von Gallensaft geht zurück, sodass die Fettverwertung nicht mehr gesichert ist und die Aufnahme von Nährstoffen insgesamt unzureichend wird.

Auch durch Kälte-Qi entstehende Schäden ziehen solche Verwertungsstörungen nach sich. Kälte-Qi verändert die Fließeigenschaften in diesem Meridian zum Schlechteren, was ebenfalls die erwähnten Probleme nach sich zieht. Anders als beim Kauen ist das Verursacherprinzip hier nicht so eindeutig, da Kälteschäden von allen möglichen täglichen Gewohnheiten ausgehen können.

Das Yang verbessern

Anders als beim Yin, das wir nähren können, lässt sich zur Verbesserung des Yang oder Qi nicht allzu viel unternehmen. Dafür gibt es etliche Gründe. Erstens ist, wie gesagt, das Blut der Träger des Qi. Bei gleichbleibender Blutmenge hat es wenig Sinn, das Qi vermehren zu wollen. Stellen Sie sich vor, Sie füllen eine Schale mit Wasser. Eine kleine Schale ist schnell gefüllt, man braucht dazu nicht viel Wasser. Hier haben wir ein gutes Bild für einen Menschen mit wenig Blut. Mit äußeren Mitteln wie Akupunktur oder pflanzlichen Heilmitteln lässt sich das Qi kurzfristig vermehren, doch nicht für lange, weil der Mensch mit dem wenigen Blut, das er hat, das Qi nicht halten kann. Davon abgesehen ist es auch schwierig, einen guten Akupunkteur zu finden, der in der Lage ist, das Qi durch Akupunktur zu vermehren.

Mit dem *Meridian-Qi-Transmitter* können wir das Qi bei einem Menschen vorübergehend vermehren. Aufgrund der plötzlichen Zunahme des Qi kann es sein, dass der Körper dann zu Heilreaktionen fähig wird, zu denen ihm bis dahin die Kräfte fehlten. Langfristiger Erfolg setzt aber auch hier voraus, dass man sich gesündere Lebensgewohnheiten aneignet und Veränderungen vornimmt, von denen eine Vermehrung des Blutes zu erwarten ist.

Schlaf und die Verwertung unserer Nahrung

Zwei Größen bestimmen im Wesentlichen darüber, wie gut unser Körper Blut bilden kann: unser Schlaf und die Verwertung unserer Nahrung. Blutbildung funktioniert im Grunde wie jeder andere Produktionsprozess. Für die meisten Produkte braucht man Materialien und einen Herstellungsprozess. Nährstoffe geben dem Körper das Material, mit dem er Blut produzieren kann, und guter Schlaf bietet dem Körper einen funktionsfähigen Prozess für die Blutbildung. In meinem ersten Buch habe ich über empfehlenswerte Schlafgewohnheiten und andere Wege zur Verbesserung der Nährstoffaufnahme gesprochen. Hier soll nun von weiteren begleitenden Maßnahmen zum Erreichen dieses Ziels die Rede sein.

Zusätzliche gesundheitliche Belastungen meiden

Ich möchte Ihnen von einer jungen Kollegin erzählen. An einem heißen Sommertag fiel mir auf, dass sie häufig nieste. Ich bemerkte auch, dass sie vor allem am Vormittag niesen musste und am Nachmittag weniger. Ich fragte sie, ob sie nachts die Klimaanlage laufen lasse und ob sie in kurzen Hosen schlafe. Erstaunt bejahte sie beides. Ich riet ihr, zum Schlafen eine lange Hose zu tragen – und am nächsten Morgen musste sie nicht mehr niesen.

Aufgrund ihres Alters ging ich davon aus, dass ihr Körper über viel Energie verfügte, und da sie vor allem am Vormittag nieste, nahm ich außerdem an, dass es sich um ein vorübergehendes Symptom handelte. Niesen zeigt an, dass der Körper Kälte-Qi loszuwerden versucht. Solange man über genügend Energie verfügt, kann man erwarten, dass der Körper neu eingedrungenes Kälte-Qi wieder ausstößt. Deshalb dachte ich, das Kälte-Qi müsse wohl aus der letzten Nacht sein. In Taiwan können die Sommer sehr heiß sein, und die meisten Haushalte sind klimatisiert.

Wenn man unter diesen Umständen in kurzen Hosen schläft, sind der Magen- und der Gallenblasenmeridian, die an der Außenseite der Oberschenkel verlaufen, der Kälte ausgesetzt. Bei hoher Körperenergie kann man das Kälte-Qi am nächsten Morgen wieder abschütteln – daher die Niesanfälle.

Das mag auf den ersten Blick völlig harmlos klingen, aber die beschriebenen Erscheinungen können sich durchaus auch zu einer ernsten Erkrankung auswachsen. Das häufige Niesen hätte meine junge Kollegin veranlassen können, gegen dieses Symptom Medikamente einzunehmen. Vielleicht hätte man ihr gesagt, es handle sich um einen allergischen Schnupfen. Unterdrückt man jedoch solche Symptome mit Medikamenten, kommt auch die spontane Austreibung von Kälte-Qi zum Erliegen. Sie muss ihre Schlafgewohnheiten ändern, sonst dringt immer wieder neue Kälte-Energie ein.

Magen- und Gallenblasenmeridian sind sehr wichtig für

das Verdauungssystem. Wenn sich entlang dieser Meridiane Kälte-Qi ansammelt und verdichtet, kann der Körper die mit der Nahrung zugeführten Nährstoffe immer schlechter assimilieren, sodass schließlich die Körperenergie abnimmt. Unterhalb eines bestimmten Mindestniveaus kann der Körper Kälte-Qi nicht mehr regelmäßig abschütteln, und von da an werden zunehmend Kältekrankheiten auftreten.

Dieses Beispiel habe ich in die chinesische Ausgabe meines ersten Buches aufgenommen und bekam danach laufend Leserzuschriften per E-Mail, in denen immer wieder beschrieben wurde, wie chronischer allergischer Schnupfen nach kleinen Änderungen der Schlafgewohnheiten ausheilte.

Viele chronische Krankheiten gehen auf ungünstige alltägliche Angewohnheiten zurück. Solche Gewohnheiten schaden dem Körper Tag für Tag, und er versucht zwar beharrlich, diese Schäden zu reparieren, aber die mit seinen Heilungsbemühungen einhergehenden Symptome werden dann oft als Krankheit gedeutet. Wenn wir wissen, wie der Körper funktioniert, ist es nicht schwer, den Zusammenhang von Ursache und Erkrankung zu erkennen. In den meisten Fällen muss gar nicht medizinisch interveniert werden, sondern einfache Veränderungen der Lebensgewohnheiten genügen. Eine alte Spruchweisheit der chinesischen Medizin lautet: »Auch der größte Arzt kann nur die Krankheit von gestern behandeln. Lässt der Mensch auch heute wieder Krankheitsursachen ihren Lauf, wird er morgen krank sein.«

Massage des Gallenblasenmeridians

Wenn uns fröstelt, ist das ein Zeichen, dass Kälte-Qi in den Körper eindringt. Der Körper leitet dann warmes Blut aus den inneren Organen in Richtung Haut, damit eine gleichmäßige Temperatur gewahrt bleibt. Dabei entstehen in den betroffenen Gebieten Meridian-Abfälle, die sich mit der Zeit ansammeln und die Fließeigenschaften in diesen Meridianen verschlechtern.

Auch die Wahl der Kleidung wirkt sich auf unsere Gesundheit aus. Bei kaltem Wetter ziehen wir mehr an, um den Oberkörper warm zu halten, aber wir greifen nicht unbedingt zu langen Unterhosen, die unsere Beine ausreichend wärmen würden. Das macht die an den Außenseiten verlaufenden Meridiane weniger durchlässig, weil sich die durch Kälte-Qi entstehenden Abfälle in ihnen stauen. In Asien tragen viele Mädchen und junge Frauen auch im Winter Röcke, was Krankheiten aufgrund von Schäden durch Kälte-Qi begünstigt.

Die Hauptmeridiane an der Außenseite der Oberschenkel sind der Magen- und der Gallenblasenmeridian. Der Magenmeridian sorgt für effektive Verdauung im Magen, während der Gallenblasenmeridian die Gallensekretion regelt. Galle brauchen wir für die Fettverdauung im Dünndarm. Ist der Gallenblasenmeridian weniger durchlässig geworden, geht die Gallensekretion zurück und der Körper kann unsere Nahrung nicht mehr so gut aufschließen bzw. die Nährstoffe assimilieren. Bei verminderter Bildung von Gallenflüssigkeit steigt auch die Gefahr der Bildung von Gallensteinen.

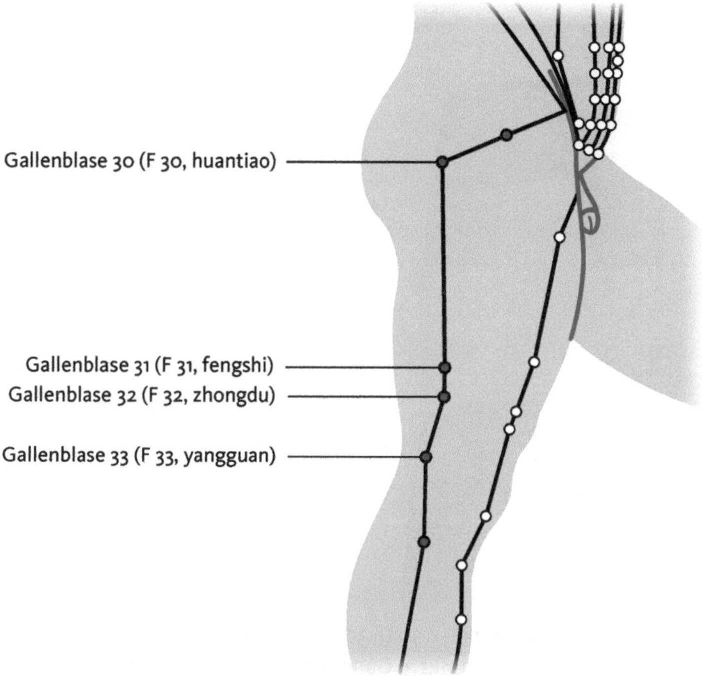

Abb. 2: Die vier Akupunkturpunkte zum Abklopfen des Gallenblasenmeridians

Klopfen Sie die vier oben genannten Akupunkturpunkte des Gallenblasenmeridians an den Außenseiten der Oberschenkel der Reihe nach ab. Beginnen Sie beim Akupunkturpunkt Gallenblase 30 (F 30, huantiao) an der Hüfte und klopfen Sie dann der Reihe nach auf die entsprechenden Punkte in Richtung Knie bis zum Punkt Gallenblase 33 (F 33, yangguan).

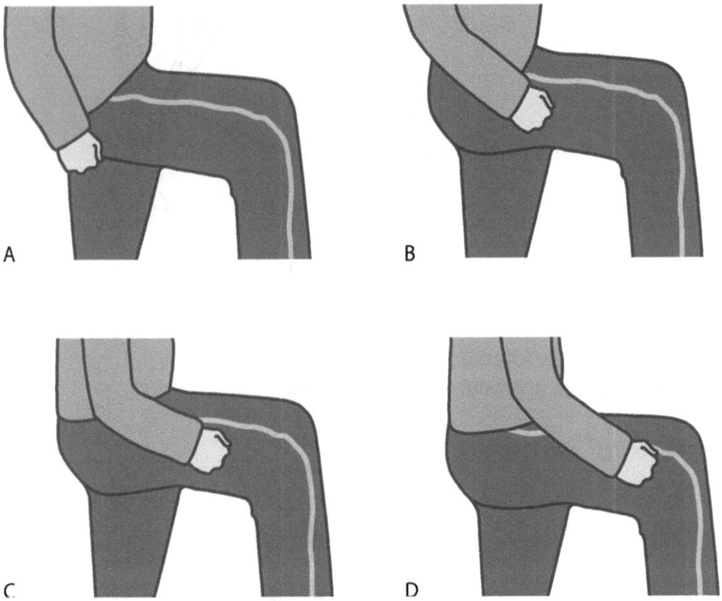

Abb. 3: A: Punkt 1, Gallenblase 30 (F 30, huantiao), B: Punkt 2, Gallenblase 31 (F 31, fengshi), C: Punkt 3, Gallenblase 32 (F 32, zhongdu), D: Punkt 4, Gallenblase 33 (F 33, yangguan)

Ein Abklopfen aller vier Punkte bezeichnen wir als einen Durchgang. Sie sollten bei jedem Oberschenkel täglich fünfzig Durchgänge ausführen. Eine solche Stimulation des Gallenblasenmeridians verbessert die Sekretion von Magensaft, erhöht die Fähigkeit des Körpers, Nährstoffe aufzunehmen, und trägt dazu bei, mehr Rohstoffe für das Blutbildungssystem bereitzustellen. In meinem ersten Buch habe ich die Massage des Gallenblasenmeridians und ihre Wirkung ebenfalls beschrieben. Außerdem kann man sich auch mein Video auf YouTube dazu ansehen, das diese und andere nützliche tägliche Massagen demonstriert (https://www.youtube.com/watch?v=79mu7LOplqQ&feature=youtu.be).

Seit dem Erscheinen des Buches bekomme ich immer wieder E-Mails, in denen von möglichen Nebenwirkungen berichtet wird. Vor allem geht es um Schlafstörungen nach der Massage. Den Grund dafür sehe ich im engen Zusammenspiel von Leber- und Gallenblasenmeridian. Der Lebermeridian hat mit Gefühlsregungen zu tun, insbesondere mit Ärger. Wenn man verärgert ist, entstehen im Leber- und Gallenblasenmeridian Abfälle, die bei der Massage des Gallenblasenmeridians mitsamt der durch Kälte-Qi entstehenden Schlacken mobilisiert werden – und diese freiwerdenden emotionalen Schlacken können dann Schlaflosigkeit bedingen. Das muss aber kein Dauerproblem sein, denn mit dem laufenden Abtransport der Schlacken gibt sich auch die Schlaflosigkeit wieder. Ein paar weitere wichtige Dinge sind bei der Massage des Gallenblasenmeridians außerdem noch zu bedenken. In der Schwangerschaft ist diese Massage nicht angezeigt. Auch bei Diabetes oder Mangel an Blutplättchen im Blut *(Thrombozytopenie)* sollte man von der Anwendung absehen.

Ich werde immer wieder gefragt, ob die Massage des Gallenblasenmeridians auch dann sinnvoll ist, wenn die Gallenblase operativ entfernt wurde. Dazu muss man zwei Dinge wissen: Erstens wirkt die Massage dieses Meridians nicht nur auf die Gallenblase selbst ein, sondern betrifft alles, wofür er auf seiner ganzen Länge zuständig ist. Zweitens wird die Gallenflüssigkeit nicht in der Gallenblase, sondern in der Leber gebildet. Die Gallenblase ist nur eine Art

Zwischenspeicher, der die Gallenflüssigkeit nach Bedarf an den Dünndarm weiterleitet. Wurde die Gallenblase entfernt, gelangt die in der Leber gebildete Galle sofort in den Dünndarm, was mit gewissen Nachteilen verbunden ist. Gallenflüssigkeit wird im Dünndarm eigentlich nur dann benötigt, wenn er Nahrung enthält, die aufgeschlossen werden muss, aber wenn keine Gallenblase als Zwischenspeicher vorhanden ist, gelangt die in der Leber erzeugte Gallenflüssigkeit unmittelbar in den Darm, auch wenn er nichts enthält. Ist er aber dann mit Nahrung gefüllt, mangelt es möglicherweise an Gallenflüssigkeit, weil keine Gallenblase da ist, die bei erhöhtem Bedarf ihre Vorräte freigeben würde. Deshalb ist die Massage des Gallenblasenmeridians in dieser Situation sogar besonders wichtig, damit er im Fluss bleibt und wir immer genügend Gallenflüssigkeit haben, wenn sie benötigt wird.

Schlafen, bis wir von selbst aufwachen

»Früh zu Bett und früh aufstehen«, heißt es in China von alters her, und wer sich an diese Regel hält, so sagt man, wird sich guter Gesundheit erfreuen. Ich habe das bereits in meinem ersten Buch zitiert, aber nachdem ich inzwischen tiefer in die chinesische Medizin eingedrungen bin, möchte ich es ein wenig abwandeln und sage jetzt: »Schlafen, bis wir von selbst aufwachen.« Die erste Fassung stammt aus dem alten China. In dem Klassiker der chinesischen Medizin *Kanon des Gelben Kaisers über Innere Medizin* wird empfohlen, im Herbst und Winter eher früh und im Frühjahr und Sommer eher spät ins Bett zu gehen. Beim ersten Lesen überraschte es mich, dass in einem Buch über Gesundheit zu einer späten Bettgehzeit geraten wird. Als ich weiterforschte, stellte sich heraus, dass »früh« im alten China sieben Uhr abends bedeutete und »spät« neun Uhr abends. Nur Räuber und Nachtarbeiter blieben über elf Uhr am Abend hinaus wach. Wenn ich heute dazu rate, um zehn Uhr schlafen zu gehen, wird das von den meisten als sehr früh empfunden.

Für moderne Menschen bringt frühes Aufstehen keine gesundheitlichen Vorteile mit sich. Älteren Menschen beispielsweise tut es gar nicht gut, allzu früh aufzustehen. Die Zeit vor der Morgendämmerung ist normalerweise die kälteste, und wenn ältere Menschen dann aufstehen, setzen sie sich vermehrt Kälte-Qi aus. Davon abgesehen kommt es in dieser Phase des Tages vermehrt zu Gehirnschlägen und Herzproblemen. Auch das wird im *Kanon des Gelben Kaisers über Innere Medizin* angesprochen – etwa in der Empfehlung, sich nicht vor Sonnenaufgang auf den Weg zu machen.

Problematisch ist frühes Aufstehen auch deshalb, weil der Körper dann nicht genügend Zeit für seine nächtlichen Wartungsarbeiten hat, die überwiegend im Schlaf stattfinden. Wenn man spät schlafen geht und früh aufsteht, bleibt dem Körper zu wenig Zeit für nötige Reparaturen. Das gilt vor allem für die nächtliche Regeneration des Herzens, da hier besonders viel Energie benötigt wird. Weil der Körper

Energie verbraucht, um sich warm zu halten, bleibt ihm über viele Monate des Jahres wenig Energie für die Instandhaltung des Herzens – nur in der heißesten Sommerzeit ist wirklich genügend vorhanden. Und da die nächtlichen Reparaturen so viel Energie verbrauchen, kommen viele am Morgen schlecht aus dem Bett. Das ist gerade bei Kindern häufig zu beobachten. Ich empfehle Eltern daher, ihre Kinder während der Sommermonate so lange wie möglich schlafen zu lassen.

Die moderne Medizin besitzt nicht viel gesichertes Wissen über die Fähigkeit des Körpers, sich selbst zu reparieren. Deshalb ist es am besten, man lässt ihm seinen natürlichen Lauf.

Das Qi richtig einsetzen und dadurch besser schlafen

Viele versuchen ihrer Müdigkeit mit koffeinhaltigen Getränken zu begegnen. Der Energieschub, den sie dadurch bekommen, ist jedoch unnatürlich. Wenn die Wirkung des Koffeins nachlässt, sind sie in der Regel noch müder als zuvor. Wir können das als erhöhten Energieverbrauch deuten.

Der Körper verfügt selbst über einen Mechanismus, der etwas von der Wirkung koffeinhaltiger Getränke hat. Überschüssige Energie wird im Lebermeridiansystem gespeichert. Wird der Körper müde, kann er etwas von dieser Energie abzapfen. Eine Nebenwirkung, die hier auftreten kann, besteht darin, dass man nach dem Einsatz der Leberenergie schlecht schläft. Möchte man den Schlaf verbessern, sollte man folglich die Mobilisierung der Leberenergie möglichst gering halten.

Um den Gebrauch der Leberenergie zu verstehen, müssen wir uns vor Augen führen, wie der Körper überhaupt mit Energie umgeht. Qi lässt sich am besten im konkreten Kontext erklären. Ganz allgemein ist es so, dass wir beim Aufwachen am Morgen mit frischer Energie versorgt sind. Später am Tag stellt sich Müdigkeit ein, und der Energiemangel entspricht dann dem verausgabten Qi. Die meisten Menschen fühlen sich, wie gesagt, beim Aufwachen am Morgen energiegeladen. Wann wir dann wieder müde werden, hängt davon ab, wie viel Qi uns zur Verfügung steht. Nehmen wir an, jemand steht um sieben Uhr auf. Wenn es sich um einen jungen Menschen handelt, wird sich die Müdigkeit vielleicht am frühen Nachmittag gegen ein Uhr melden. Wir sagen dann, dieser Mensch habe für sechs Stunden Qi. Ein älterer Mensch spürt die Müdigkeit vielleicht schon um elf Uhr, verfügt also über Qi für etwa vier Stunden.

Blut, haben wir gesagt, ist der Träger des Qi: Je mehr Blut jemand hat, desto mehr Qi kann er oder sie speichern. Da junge Menschen mehr Blut haben als ältere, können sie mehr Qi im Körper speichern und werden dadurch auch erst später am Tag wieder müde.

Wenn wir müde werden, hält sich der Körper zunehmend an die Leberenergie, die wir als eine Art Energiereserve betrachten können. Um zu verhindern, dass allzu viel davon verbraucht wird, müssen wir andere Möglichkeiten der

Regeneration unseres Qi finden. Wenn wir uns eine halbe bis ganze Stunde ausruhen, können wir unser Qi wieder etwas aufstocken und den Verbrauch von Leberenergie reduzieren.

Ein Freund, der schlecht schläft, suchte bei mir Rat. Ich ließ ihn seinen Tagesablauf schildern und erkundigte mich, wann er erste Anzeichen von Müdigkeit an sich bemerkte. Er steht morgens um sieben Uhr auf und wird um neun schon wieder müde. Dem entnehme ich, dass er Qi für zwei Stunden hat. Mein Vorschlag lautete, er solle sich tagsüber alle zwei Stunden für zwanzig Minuten ausruhen. Tatsächlich schläft er seitdem nachts viel besser.

Die Fließeigenschaften im Perikardmeridian verbessern

Zwei Schlüsselelemente einer gesunden Lebensweise haben wir bereits besprochen, die »Massage des Gallenblasenmeridians« und »Schlafen, bis wir von selbst aufwachen«. Beide sind wichtig für die Blutbildung. Bei der Massage des Perikardmeridians geht es um die Ausleitung überschüssiger Flüssigkeit aus dem Perikard bzw. Herzbeutel, damit die damit verbundenen Symptome abklingen.

Zu Flüssigkeitsansammlungen im Herzbeutel kommt es im Zuge umfangreicher Selbstreparaturmaßnahmen des Körpers. Das wiederum hat mit dem Milzmeridian und seinen Eigenschaften zu tun. Dieser Meridian besitzt zwei Hauptzuständigkeiten: Erstens unterstützt er die Organheilung, insbesondere bei bakteriellen Infektionen. Das betrifft vor allem das Verdauungssystem, die Harnwege oder die Fortpflanzungsorgane. Wenn hier Reparaturen notwendig sind, hat der Milzmeridian eine Menge zu tun und ermüdet. Diese Schwäche wirkt sich dann auf die zweite Hauptaufgabe des Milzmeridians aus, nämlich den Abtransport von überschüssigem Wasser. Bei einer Schwäche des Milzmeridians kommt der Abtransport dieses Wassers ins Stocken, sodass sich Wasseransammlungen bilden. Wasserstau im Herzbeutel ist eines der Hauptsymptome dieser Schwäche des Milzmeridians.

Das Herz kann in dieser Situation nicht mehr ganz normal funktionieren, und es kommt zu unangenehmen Erscheinungen wie Herzstolpern, Pulsunregelmäßigkeiten oder generellen Missempfindungen in der Brust. Wenn wir jetzt den Perikardmeridian massieren, kommt er besser in Fluss, und der Flüssigkeitsstau im Herzbeutel nimmt ab. Dann arbeitet auch das Herz wieder besser, was dem Milzmeridian seine Arbeit erleichtert, sodass die Wartungsarbeiten im Körper ihren Lauf nehmen können. Die Massage des Perikardmeridians wird im bereits erwähnten YouTube-Video gezeigt.

Ärger verstehen und Stress besser handhaben

Bei meinen Vorträgen hebe ich immer hervor, dass sich die moderne chinesische Medizin stark von der Medizin im alten China unterscheidet – was daran liegt, dass sich die Menschen heute vor ganz andere Probleme gestellt sehen als in der alten Zeit. Damals war Nahrungsknappheit eines der größten Probleme, und viele Krankheiten hatten mit Mangelernährung zu tun. Das ist in den entwickelten Ländern heutzutage kein Problem mehr. Was den Menschen heute am meisten schadet, sind ihre Schlafgewohnheiten und psychischen Belastungen, insbesondere Ärger und Stress.

Durch meine Beobachtungen bin ich auf drei verschiedene Ärgermuster gestoßen. Jedes dieser Muster stellt eine ganz eigene gesundheitliche Belastung dar, die typische chronische Krankheiten nach sich ziehen kann.

- Das erste Muster ist die etwas cholerische Art von Ärger, solche Menschen brausen schnell und häufig auf. Ärger ist in der chinesischen Medizin dem Lebermeridian zugeordnet, und aufbrausender Ärger ist für den Lebermeridian besonders schädlich. Wird dieser Meridian dadurch geschwächt, neigt dieser Mensch immer mehr zu Zornesausbrüchen, und es entsteht ein Teufelskreis.
- Das zweite Ärgermuster finden wir bei Menschen, die wir als Dulder bezeichnen können. Solche Menschen ertragen ihren Ärger still und zeigen ihn nicht. Dieser Ärger ist für

den Körper insgesamt noch schädlicher als der des ersten Typs. Über lange Zeit still ertragener Ärger belastet den Magen- und Milzmeridian. Wenn jemand an Magengeschwüren und schlechter Verdauung leidet, steht dahinter häufig dieses Ärgermuster. Der unter Verschluss gehaltene Ärger ist auch noch unter einem anderen Gesichtspunkt schädlich: Wenn Menschen dieses Typs dann einmal richtig böse werden, neigen sie zu regelrechten Wutausbrüchen, und die sind für die Leber besonders schädlich.

- Das dritte Muster besteht darin, dass man seinen Ärger am liebsten ignorieren möchte. Solche Menschen versuchen, ihre Verärgerung zu verdrängen und äußerlich ruhig zu bleiben. Sie bündeln ihre Aufmerksamkeit auf andere Lebensbereiche, um das, was ihnen Ärger und Stress bereitet, gar nicht erst wahrzunehmen. Dieser Umgang mit Ärger belastet den Dickdarmmeridian und führt oft zu Verstopfung und schlechter Verdauung.

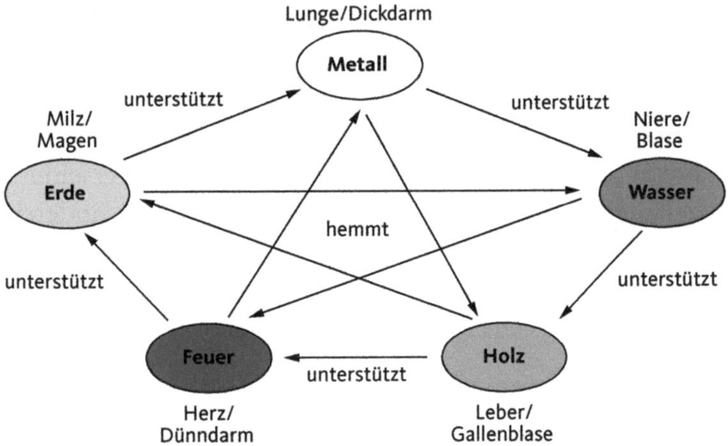

Abb. 4: Das System der Fünf Elemente

Wir können uns die Unterschiede des Umgangs mit Ärger anhand der Fünf-Elemente-Lehre erklären. Nach dieser Lehre wirken die Elemente unterstützend oder hemmend aufeinander. Das oben abgebildete Diagramm gibt uns eine Vorstellung von diesen Einflüssen. Ärger ist nun eine Gefühlsregung, die vom Herzen ausgeht, und das Herz ist dem Feuerelement zugeordnet. Über den Zyklus der hemmenden Einflüsse wird die negative Energie des Ärgers dem nächsten Element zugeleitet, in diesem Fall dem Element Metall. Das Element Metall regiert Lungen- und Dickdarmmeridian. Bei dem Ärgermuster, bei dem man seinen Ärger zu ignorieren versucht, bleiben die schädlichen Einflüsse größtenteils auf das Metallelement beschränkt. Bei heftigem und aufbrausendem Ärger setzt sich der Zyklus bis zum nächsten Element fort, dem Element Holz, das Leber- und

体

Gallenblasenmeridian regiert. Bei diesem Ärgermuster konzentrieren sich die schädigenden Einflüsse auf den Lebermeridian. Bei anhaltender Verärgerung, die der Mensch situationsbedingt über längere Zeit ertragen muss, setzt sich der Zyklus bis zum nächsten Element fort, dem Element Erde. Dieses Element regiert den Milz- und Magenmeridian. Bei Menschen dieses Typs, den Duldern, konzentrieren sich die durch Ärger verursachten Schäden auf den Magenmeridian.

Da wir jetzt wissen, wie Ärger die Meridiane schädigt, können wir uns überlegen, wie wir so mit unserem Ärger umgehen, dass die Schäden möglichst gering bleiben. Die notwendigen Schritte dazu sind gedanklicher und körperlicher Art.

Wer zu aufbrausendem, heftigem Ärger neigt, muss sich überlegen, wie er Stresssituationen möglichst weitgehend meidet, und darüber hinaus ist die Massage des Blasenmeridians eine wichtige tägliche Maßnahme. Die Schädigung des Lebermeridians wird am Leber-Shu-Punkt des Blasenmeridians besonders deutlich. Bei Ärger bilden und stauen sich Meridianschlacken um diesen Punkt, und je stärker die Stauung hier wirkt, desto mehr neigt dieser Mensch zu Ärgerreaktionen. Durch die Massage des Blasenmeridians kommt der Fluss in diesem Meridian wieder in Gang, und die Stauung am Leber-Shu-Punkt geht zurück.

Das Duldermuster des Umgangs mit Ärger verlangt in erster Linie ein Umdenken. Betroffene müssen lernen, dass man dem Ärger besser Luft macht, als ihn einfach zu ertragen. Vielfach gibt es im Leben solcher Menschen Einflüsse, die eine ständige Provokation darstellen. Denken wir beispielsweise im Arbeitsumfeld an allzu anspruchsvolle Chefs oder Vorgesetzte, die ihre Leute ständig unter Druck setzen, bis diese sich schließlich nur noch wegducken. Oder denken wir an allzu strenge Eltern, unter denen das Kind leidet, aber nicht in der Lage ist, seinen Gefühlen Ausdruck zu geben. In solchen Fällen kann es wichtig sein, äußerliche Veränderungen vorzunehmen und vielleicht eine andere Arbeitsstelle zu suchen oder offen mit den Eltern zu reden, um das Problem handhabbar zu machen.

Bei dem Typ, der Ärger zu ignorieren versucht, können die notwendigen Veränderungen ziemlich schwierig werden. Die Belastung durch ärgerliche Situationen besteht oft über so lange Zeit, dass dem Betroffenen schließlich nur noch die Möglichkeit bleibt, die ärgerlichen Situationen einfach auszublenden. In solchen Fällen gebe ich meist den Rat, sich bei guten Freunden auszusprechen, um dem Ärger etwas von seinem Druck zu nehmen.

Seelische Nöte und Brustkrebs

Aufgrund meiner Erfahrungen mit zahlreichen Brustkrebspatientinnen glaube ich, dass diese Krankheit sehr viel mit seelischen Verletzungen zu tun hat. Von den Meridianen her gesehen, besteht eine enge Beziehung der weiblichen Brust zum Magenmeridian, da er direkt über die Brustwarze verläuft. Meiner Beobachtung zufolge gehören die meisten Brustkrebspatientinnen hinsichtlich des Ärgermusters zum

Duldertyp. In einer Ehe gibt es immer eine dominante Seite, und Frauen, die Brustkrebs bekommen, sind in der Beziehung oft der schwächere Teil.

Anhaltender Ärger kann alle möglichen Gesundheitsstörungen verursachen. Wenn der Ärger durch das Arbeitsumfeld einer Frau bedingt ist, können in der Folge Magengeschwüre oder andere Verdauungsstörungen auftreten. Hat der Ärger mit der Ehe selbst zu tun, ist im Extremfall Brustkrebs die Folge.

Bei der Behandlung von Brustkrebspatientinnen muss man ganz besonders auf den emotionalen Aspekt der Krankheit achten. Ich stelle in solchen Fällen immer zuerst die Frage, ob die betroffene Frau gegenwärtig in einer Beziehung lebt oder nicht. Lebt sie allein, kann man das Problem ganz direkt angehen und sich weitgehend auf die körperliche Seite der Krankheit konzentrieren. Mit der Massage des Blasenmeridians lassen sich Schlackenablagerungen um das Leber-Shu abbauen, und das ist eine der wirksamsten Maßnahmen bei seelischen Verletzungen. Lebt die Frau jedoch gegenwärtig in einer Beziehung, muss man zuerst einmal im Gespräch klären, was für Probleme zwischen ihr und ihrem Partner bestehen. Man muss ihr auch mitteilen, dass Ärger von unmittelbarer Bedeutung für die Krankheit ist und dass es eine neue Form des Umgangs mit dem Ärger zu finden gilt.

Ärger und Stress in den Griff bekommen – der erste Schritt zu einem gesunden Leben

Aus meiner Zeit als Ingenieur ist mir geblieben, dass ich den menschlichen Körper aus der Sicht eines Produktdesigners betrachte. Oft habe ich Gelegenheit, über die geniale Anlage des menschlichen Körpers zu staunen, etwa über seine Art, sich auf verschiedene Temperaturen oder auch katastrophale Lebensbedingungen einzustellen, aber andererseits wundert es mich, wie der Körper auf Ärger reagiert.

Wenn man sich ärgert, fängt vor allem der Lebermeridian die schädigenden Einflüsse ab. Da er jedoch mit der Zeit schwächer wird, kann es sein, dass der Mensch immer mehr dazu neigt, sich zu ärgern. Und weil sich an den Meridianen mit der Zeit auch physische Veränderungen zeigen, wird es im Alter immer schwerer, Verhaltensmuster zu ändern.

Wenn wir die Reaktionen unseres Körpers auf psychische Beschädigungen mit denen auf körperliche Schäden vergleichen, springt ein deutlicher Unterschied ins Auge, was die Bewältigungsmechanismen angeht. Bei körperlichen Schäden verfügt unser Körper über Selbstheilungsmechanismen, die er wirksam einzusetzen weiß. Bei psychischen Belastungen dagegen reagiert er oft so, dass ein Teufelskreis entsteht und die Probleme immer schlimmer werden. Da der Körper in seiner Anlage so vollkommen ist, sollte er bei Ärger in der Lage sein, das Geschehen in den Meridianen so zu lenken, dass die Neigung zum Ärgern abnimmt. Das ist jedoch nicht der Fall. In der langen Zeit meiner Beschäftigung mit der chinesischen Medizin habe ich immer an dem Glauben festgehalten, dass der Körper ein wirklich ideal konstruiertes »Produkt« ist. Deshalb gehe ich davon aus, dass das Fehlen wirksamer Bewältigungsmechanismen für seelische Schäden einen tieferen Sinn hat.

In der chinesischen Kultur besitzt die persönliche Entwicklung einen hohen Stellenwert, und die chinesische Medizin geht davon aus, dass Körper, Geist und Seele gleichermaßen wichtig sind. Ist eines dieser Elemente gestört, kann der Mensch nicht ganz gesund sein oder werden. Für Gesundheit auf allen Ebenen bedarf es einer Neuorientierung auf der seelischen Ebene. Bei chronischen Krankheiten kann man davon ausgehen, dass es sich vielleicht einfach um ein Signal handelt, mit dem der Organismus auf untaugliche Verhaltensweisen des Betroffenen aufmerksam macht. Verhaltensänderungen können bewirken, dass sich der Kranke als Mensch entwickelt und zu mehr Gesundheit zurückfindet.

5

Behandlungsansatz bei einigen chronischen Krankheiten

Mit knapp über vierzig bekam mein Vater die Diagnose »Gicht«. Ich war damals noch ganz klein, kann mich jedoch daran erinnern, wie mich die Äußerung eines Verwandten, man könne diese Krankheit nicht heilen, sondern lediglich den Schmerz lindern, sehr verwirrte. Als mein Vater fünfzig war, wurde bei ihm Darmkrebs festgestellt – eine schwere Erkrankung, durch die wir ihn hätten verlieren können, und außer seinem Gehalt hatte die Familie keine weiteren Einkünfte. Glücklicherweise konnte unser Vater den Krebs besiegen und lebte bis ins hohe Alter, obwohl dann auch noch Diabetes bei ihm festgestellt wurde. Von dem Tag an, als bei ihm Gicht diagnostiziert wurde, musste er täglich Hände voll von Medikamenten einnehmen: bunte Pillen en masse nach jeder Nahrungsaufnahme, wie ein Dessert.

Jeder von uns hat Freunde oder Verwandte, die chronisch erkrankt sind, und auch wir selbst sind davor nicht gefeit. Besonders unangenehm an diesen Krankheiten sind die vielen damit einhergehenden Einschränkungen und die fehlende Hoffnung, diese irgendwann einmal zu überwinden. Die Medikamente muss man bis zum Lebensende einnehmen und wird so zum ständigen Kunden der Ärzte. Nicht selten ist der Kranke der Ernährer der Familie, und dessen Krankheit hat daher oft negative Folgen für alle.

Eine chinesische Redensart lautet: »Medikamente heilen die Symptome eines Leidens, gegen die eigentliche Krankheit gibt es jedoch keine Tabletten.« Der Sinn dieser Redensart besteht darin, dass in Wirklichkeit der Körper selbst gegen die Krankheit kämpft, nicht die Medikamente. Nur der Körper kann mit allen ihm zugefügten Schäden – von einem kleinen Kratzer bis hin zu ernsthaften Störungen der inneren Organe – fertigwerden. Allerdings hängt der Erfolg gänzlich vom Niveau des Blutes und des Qi ab – also davon, ob der Körper über ausreichende Kräfte verfügt, um sich gegen das Eindringen von Bakterien und Viren zu wehren, und über genügend Ressourcen zur Wiederherstellung verletzter Organe.

Wir alle können uns daran erinnern, wie schnell in der Kindheit Schürfwunden verheilten und blaue Flecken verschwanden. Mit steigendem Alter benötigt die Wundheilung deutlich mehr Zeit. Dies zeigt, dass die dem Körper eigenen Selbstheilungskräfte eng mit Blut und Qi verbunden sind. Die Fähigkeit des Körpers, eine Gegenreaktion hervorzurufen, ändert sich in Relation zu der ihm zur Verfügung stehenden Energie. Dass die Wundheilung bei Diabeteskranken sehr lange dauert, ist bekannt und zeugt davon, dass die verfügbare Menge an Blut und Qi bei dieser Krankheit auf ein kritisches Niveau sinkt.

In der Folge sollen einige weitverbreitete chronische Erkrankungen hinsichtlich des dem menschlichen Organismus eigenen Energieniveaus untersucht und ihr Behandlungsansatz analysiert werden. Dabei ist darauf hinzuweisen, dass dieser Ansatz bislang nicht durch eine hinreichend große Anzahl klinischer Daten belegt ist. Ziel ist es, denjenigen, die mit dem Genesungsprogramm begonnen haben, die Möglichkeit zu geben, unbegreifliche Zustände des Körpers, die im Laufe dieses Prozesses auftreten können, aus einem anderen Blickwinkel zu betrachten.

Viele wissenschaftlichen Disziplinen sind von zwei wesentlichen, sich parallel entwickelnden Ausrichtungen geprägt: einer philosophischen (theoretischen) und einer praktischen (angewandten) Ausrichtung, die einander wechselseitig vervollständigen und bereichern. So wird auch in der Physik zwischen theoretischer und angewandter Physik unterschieden. Viele neue wissenschaftliche Disziplinen lassen sich erst dann praktisch anwenden, wenn sie im Zuge eines langen Prozesses eine theoretische Grundlage entwickelt haben.

In der Medizin ist alles anders, denn es gibt keine theoretische Medizin. Dies ist darauf zurückzuführen, dass sie das menschliche Leben direkt betrifft und ihre Entwicklung auf der klinischen Praxis basiert. In diesem Sinne muss sich jede Theorie zunächst in der Praxis bestätigen, erst danach darf sie ihren Dienst am Menschen verrichten.

Die Grundlage der modernen Medizin ist die Anatomie des Menschen: Sämtliche Theorien müssen durch die Sektion bestätigt, das heißt faktisch für das Auge sichtbar gemacht werden. Machen wir uns doch einmal die Analogie am Beispiel eines PCs zunutze, dessen Aufbau so sehr an den Aufbau des menschlichen Organismus erinnert: Wie lässt sich nach dem Zerlegen des Computers das Programm erkennen und das gesamte Computersystem reparieren? Wie lässt sich zumindest eine Bestätigung für die Existenz eines Programms finden? Die Funktionsweisen von Organismus und Computer basieren auf denselben Prinzipien. Der Computer besteht aus Hardware, Software und einzelnen Anwendungen, der Mensch hingegen aus Körper, Bewusstsein und Seele. Die moderne Medizin findet immer mehr Bestätigungen dafür, dass in jedem dieser Bestandteile die Ursache einer Erkrankung verborgen liegen kann. Doch nicht einmal die fortschrittlichste Anatomie wird in der Lage sein, Störungen des Bewusstseins und der Seele aufzufinden oder zumindest ihre eigentliche Existenz nachzuweisen.

Die Behandlung chronischer Krankheiten allein durch Methoden der evidenzbasierten Medizin wird niemals von Erfolg gekrönt sein. Die Struktur der modernen Medizinwissenschaft muss unbedingt einen theoretischen Teil beinhalten, welcher die mannigfaltigen Gedankengebilde und die philosophischen Ansätze miteinander verknüpft, und auf Grundlage der theoretischen Modelle Experimente durchführen und Erfahrungen sammeln. Erst dann besteht die Chance, einen Weg zur Heilung chronischer Krankheiten zu finden.

In der Folge werden Beispiele eines solchen Ansatzes vorgestellt. Allen Leidenden wird empfohlen, die vorgeschlagenen Standpunkte als Herangehensweise an die eigene Erkrankung zu nutzen. Denn auch wenn noch keine ausreichenden Nachweise vorliegen, so ist ihre Erfolgswahrscheinlichkeit doch sehr hoch.

Gicht

Im Internet findet man unter dem Stichwort »Gicht« folgende Beschreibung:

> Gicht ist eine weitverbreitete Erkrankung, von der vor allem Männer betroffen sind. Symptomatisch ist die Ablagerung von Harnsäurekristallen in verschiedenen Körpergeweben in Form von Mononatriumurat oder Harnsäure. Der Krankheit liegt die Ansammlung von Harnsäure und deren verringerte Ausscheidung über die Nieren zugrunde, was zu einer erhöhten Harnsäurekonzentration im Blut führt *(Hyperurikämie)*. Die klinische Gicht manifestiert sich in rezidivierender schwerer Arthritis und der Entstehung von Gichtknoten. Mit dem Alter nimmt das Krankheitsrisiko zu. Im Rahmen der Behandlung kommen Präparate, die in den pathogenetischen Mechanismus eingreifen, und Präparate zur symptomatischen Therapie zum Einsatz.
>
> *Symptomatik:* Bei einer Erhöhung des Harnsäurespiegels im Blut lagern sich die Harnsäurekristalle in den Gelenken ab und rufen dort Entzündungsprozesse hervor, was zu schweren Schmerzen im Bereich des Ellbogens, des Handgelenks, der Knie und der Zehen

führt. Jede Form von Bewegung verursacht Schmerzen. Die Gicht gilt als unheilbar, die Ärzte konnten lediglich Erfolge im Unterdrücken schwerer Schmerzanfälle verzeichnen. Die Wurzel der Erkrankung bleibt jedoch für immer im Organismus.

Prophylaxe schwerer Arthritisanfälle: ständige Einnahme von Arzneimitteln zur Senkung des Harnsäurespiegels. Sammelt sich die Harnsäure aufgrund unzureichender Nierenfunktion an, so wird die tägliche Einnahme von 20–400 mg »Anturan« (Sulfinpyrazon) empfohlen. Die Einnahme von Aspirin kann dessen Wirkung jedoch hemmen, daher sollte eine gleichzeitige Einnahme vermieden werden. Ist der Überschuss an Harnsäure hingegen auf die übermäßige Produktion durch den Organismus zurückzuführen, so wird die tägliche Einnahme von 300 mg »Allopurinol« (»Zyloprim«) empfohlen. Die oben genannten Arzneimittel sind in der Regel gut verträglich, in Einzelfällen ist jedoch eine allergische Reaktion in Form eines Ausschlags möglich, während »Allopurinol« die Leberfunktion negativ beeinflussen kann. Daher sollte ein- bis zweimal jährlich eine Blutanalyse vorgenommen werden.

Kommt es trotz Einnahme der oben genannten Arzneimittel weiterhin zu Schmerzanfällen, sollte zusätzlich das bei schweren Entzündungsprozessen in den Gelenken wirksame »Colchicin« eingenommen werden. Es wird normalerweise zur inneren Anwendung in einer Dosis von 0,5 mg pro Stunde oder von 1 mg alle zwei Stunden verschrieben, und die Behandlung wird so lange fortgesetzt, bis: 1) eine Zustandsverbesserung des Patienten eintritt, 2) Nebenwirkungen im Magen-Darm-Trakt auftreten oder 3) die gesamte Arzneimitteldosis 6 mg beträgt, ohne dass es zu einer positiven Veränderung kommt. »Colchicin« ist dann besonders wirksam, wenn kurz nach dem Auftreten von Symptomen mit der Behandlung begonnen wird. In den ersten zwölf Stunden der Behandlung kommt es bei über 75 Prozent der Patienten zu einer wesentlichen Verbesserung des Zustandes. Allerdings ruft das Arzneimittel bei 80 Prozent der Patienten Nebenwirkungen des Magen-Darm-Traktes hervor, die noch vor einer Verbesserung des klinischen Zustands oder mit diesem einhergehend auftreten können. Bei der intravenösen Verabreichung von »Colchicin« treten keine Nebenwirkungen des Magen-Darm-Traktes auf, und der Zustand des Patienten bessert sich schneller. Nach der einmaligen Verabreichung steigt die Konzentration des Arzneimittels in den weißen Blutkörperchen an, bleibt über einen Zeitraum von 24 Stunden konstant und lässt sich selbst zehn Tage später noch feststellen. Anfangs ist eine Dosis von 2 mg intravenös zu verabreichen, später wird bei Bedarf weitere zwei Mal 1 mg in einem zeitlichen Abstand von sechs Stunden verabreicht. Bei der intravenösen Verabreichung von »Colchicin« sind spezielle Vorsichtsmaßnahmen zu ergreifen. Das Arzneimittel wirkt reizend und kann starke Schmerzen und Nekrose hervorrufen. Man sollte sich bewusst sein, dass die intravenöse Form der Verabreichung ein sorgfältiges Vorgehen erfordert und das

> Arzneimittel in der fünf- bis zehnfachen Menge einer gewöhnlichen Salzlösung verdünnt werden und über einen Zeitraum von mindestens fünf Minuten verabreicht werden sollte. »Colchicin« kann sowohl bei der peroralen als auch bei der parenteralen Verabreichung die Knochenmarksfunktion beeinträchtigen und zu *Alopezie*, einer unzureichenden Anzahl an Leberzellen, Depressionen, Krämpfen, aufsteigender Lähmung, Atemstörungen und Tod führen. Die toxischen Effekte treten besonders bei Patienten mit Pathologie der Leber, des Knochenmarks und der Nieren auf, daneben auch bei Patienten, die »Colchicin« als Erhaltungsdosis verabreicht bekommen. In all diesen Fällen muss die Arzneimitteldosis gesenkt werden.
>
> Im Rahmen einer Schonkost wird traditionell der eingeschränkte Genuss von Alkohol, Koffein, Fleisch- und Fischprodukten, Fleisch-Nebenprodukten (Leber, Niere), Tee, Kakao und Kaffee empfohlen. Einige Gemüsesorten (Spargel) und Pilze sind mit Vorsicht zu genießen. Eine Nichteinhaltung dieser Schonkost kann zu schweren Schmerzanfällen führen, doch auch bei ihrer Einhaltung ist ein Anfall möglich. Dieser kann durch nervliche Überlastung, Erschrecken, eine Infektionskrankheit und harntreibende Arzneimittel verursacht werden oder ohne bestimmte Gründe auftreten.

Wenn das jemand liest, bei dem Gicht diagnostiziert wurde, so fällt er unausweichlich in eine Depression, denn demnach ist Gicht eine wenngleich nicht tödliche, so doch unheilbare Krankheit, die zudem zu schweren Schmerzanfällen führt. Und er muss bis zum bitteren Ende mit diesem Leiden leben.

Die moderne Medizin erklärt die Ursache der Gicht folgendermaßen: durch Harnsäure verursachte Gelenkschmerzen. Warum diese im Überfluss vorkommt, wird jedoch nicht weiter untersucht. Ebenso eindeutig wird das Urteil verkündet: Die Krankheit ist unheilbar, da sich ihre Ursache – ein Überfluss an Harnsäure – nicht beseitigen lässt.

Was die Arzneimittel betrifft, die von den Ärzten zur Behandlung der Krankheit verschrieben werden, so handelt es sich dabei um die reinsten Chemiekeulen mit einer Unmenge nicht vorhersagbarer Nebenwirkungen. Besonders schwer ist die klar zu verstehen gegebene Tatsache hinzunehmen, dass früher oder später ein Gewöhnungszustand des Körpers eintritt, durch den die Arzneimittel ihre Wirksamkeit verlieren. Man kann sagen, dass es sich dabei um den klassischen Ansatz der modernen Medizin bei chronischen Erkrankungen handelt, denn er zeigt ihre Unfähigkeit, die Erkrankung in den Griff zu bekommen, und ihren mangelnden Willen, die Verantwortung dafür zu übernehmen. Als wäre eine chronische Erkrankung etwas ganz Normales. Und keiner ist so mutig und verspricht die Genesung. Für den Kauf von Medikamenten braucht man jedoch Geld, und davon nicht zu knapp, denn diese Medikamente müssen bis zum Übertritt in eine andere Welt Tag für Tag eingenommen werden. Eine solche Weltordnung stellt die Pharmaunternehmen mit Sicherheit vollauf zufrieden.

Der Ansatz der Traditionellen Chinesischen Medizin zur Behandlung der Gicht ist weniger pessimistisch. Bei praktisch allen, die an dieser Krankheit leiden, werden zwei allgemeine Symptome festgestellt: die Ansammlung von Flüssigkeit im Herzbeutel und Hitze in der Leber. Zudem hat fast jeder an Gicht Erkrankte Probleme mit dem Magen-Darm-Trakt, was letztlich zu der überschüssigen Flüssigkeit im Perikard führt. Dies erschwert die Arbeit des Herzens als hauptsächliches Pumporgan im Körper, das Blut gelangt schlecht zu den kleinen Blutgefäßen in den Randzonen entfernt liegender Gelenke, und in den Gelenken sammeln sich Abfälle an, welche im Bereich der Gelenke hauptsächlich aus Harnsäurekristallen bestehen.

Die Bildung von Kristallen ist eng mit der Hitze der Leber verknüpft. Der Harn der Erkrankten weist eine intensive gelbe Färbung auf und riecht stark, wodurch sich auf einen hohen Harnsäurespiegel schließen lässt. Lagert sich die Harnsäure in den Gelenken ab, so nimmt die Gicht ihren Lauf. Sammelt sie sich hingegen in den Nieren an, so werden Nierensteine diagnostiziert. Daher sind bei den ersten Anzeichen überschüssiger Harnsäure sofortige Maßnahmen geboten, die Gesundheit muss schleunigst wiederhergestellt werden. Liegt die Ursache der Krankheit klar auf der Hand, so lässt sie sich relativ leicht in den Griff bekommen. Da bei dieser Erkrankung sehr starke Schmerzanfälle auftreten, muss zunächst das Schmerzempfinden beseitigt werden.

Der Schmerz zeugt davon, dass sich die Harnsäurekristalle bereits in den Gelenken befinden. Um ihn zu behandeln, müssen die Kristalle ausgeleitet oder zumindest an einen anderen Ort verbracht werden. Dafür massiert man den Perikardmeridian – eine solche Massage stimuliert die Pumpleistung des Herzens, das Blut wiederum bringt die Kristalle in Bewegung, und der Schmerz lässt nach.

Mit der Massage ist an den Akupunkturpunkten *Blase 60* an der Außenseite der Fußknöchel zu beginnen, anschließend sollte der Akupunkturpunkt *Renmai 17* im Zentrum des Brustbeins und daraufhin der Akupunkturpunkt *Perikard 6* und die übrigen Punkte des Perikardmeridians bearbeitet werden. In akuten Phasen sind diese Stellen überaus schmerzhaft, doch wenn die Massage täglich durchgeführt wird, gehen die Schmerzanfälle in den Gelenken zurück. Wird der Perikardmeridian ständig massiert, lagern sich keine neuen Harnsäurekristalle im Bereich der Gelenke ab, während die alten mit der Zeit aus dem Körper verschwinden. Daraufhin beginnen sich die verletzten Gelenke allmählich zu regenerieren.

Allerdings lässt sich mit der Massage des Perikardmeridians allein noch keine vollständige Heilung erreichen. Das gesamte Selbstheilungsprogramm muss absolviert werden, und zwar: frühes Zubettgehen und Beklopfen des Gallenblasenmeridians. Wenn die Menge an verfügbarem Blut und Qi zunimmt, kann in der Leber keine Hitze mehr entstehen. Ein gesunder Lebenswandel stellt somit eine der Möglichkeiten zur Heilung der Gicht dar. Bei akuten Gichtanfällen ist ein Fußbad hilfreich, um die Hitze aus der Leber zu saugen – was sich aber auch durch Akupunktur oder Massage der Akupunkturpunkte *Leber 3* erreichen lässt.

Die Einhaltung der wesentlichen Selbstheilungsregeln des in diesem Buch vorgestellten Drei-Punkte-Programms stellt einen überaus effizienten und einfachen Weg zu einer schnellen Linderung der Schmerzen und schließlich zur Heilung der Gicht dar. Wird die Massage gekonnt durchgeführt, erhält der Perikardmeridian vollständige Durchlässigkeit, sodass eine einzige Massage eine ganze Woche lang von sämtlichen Schmerzanfällen befreien kann.

Bei einem meiner Freunde befiel die Gicht den linken großen Zeh, die Harnsäure hatte sich über einen langen Zeitraum an dieser Stelle abgelagert. Ich schlug ihm folgenden Behandlungsansatz vor: Einnahme von Nahrungsergänzungsmitteln mit Antioxidantien.

Am ersten Tag nach der Einnahme der Ergänzungsmittel schwoll der Zeh stark an. Auch zuvor war der Zeh häufig geschwollen, und mein Freund begab sich jedes Mal ins Krankenhaus, wo ihm Tabletten verschrieben wurden, nach deren Einnahme die Schwellung wieder abklang. Mit einem solchen Heilungsansatz bekam man zwar das Ödem in den Griff, er verringerte jedoch in keinster Weise die Ansammlung von Harnsäurekristallen, die sich immer weiter vermehrten. Dies führte dazu, dass der Zeh nach einiger Zeit etwa doppelt so groß war, wie er eigentlich sein sollte.

Wie gesagt, schlug ich ihm die Einnahme von Nahrungsergänzungsmitteln vor, um dadurch bewusst ein Ödem hervorzurufen, eine Massage der Meridiane durchzuführen und früh zu Bett zu gehen. Am darauffolgenden Tag sollte er die Antioxidantien dann noch einmal einnehmen, das Bein und die Meridiane massieren, Vorkehrungen für einen guten Schlaf treffen und das Bein so wenig wie möglich belasten, damit die Schwellung kein weiches Gewebe beschädigen und keine Entzündung verursachen konnte. Am fünften Tag ging die Schwellung zurück.

Am sechsten Tag setzte mein Freund die Einnahme der Antioxidantien in hohen Dosen fort. Daraufhin bildete sich wieder ein Ödem am großen Zeh, doch die Behandlung wurde nach dem oben beschriebenen Muster fortgesetzt. Das Ödem entstand und verschwand auf natürlichem Wege, wodurch der Körper die Harnsäure allmählich aus dem erkrankten Gelenk ausleiten konnte. Fünf Wochen später hatte der Zeh normale Maße angenommen. Die Kristalle, die sich über mehrere Jahre angesammelt hatten, waren aus dem Körper verschwunden.

Doch auch danach setzte mein Freund die Behandlung fort. An den verschiedensten Körperstellen tauchten immer wieder kleinere Ödeme auf, die aber weniger großflächig waren als am großen Zeh, und verschwanden daraufhin wieder. Der Körper versuchte im wahrsten Sinne des Wortes, die an den entlegensten Stellen verborgenen Harnsäurekristalle hinauszubefördern. Eine chronische Krankheit, die ihn lange Jahre gequält hatte, wich zurück. Dies stellt ein klassisches Beispiel eines Behandlungsansatzes dar, bei dem das Ziel in der Aktivierung des körpereigenen Selbstheilungssytems besteht.

In der heute gängigen medizinischen Praxis gilt bei vorliegender Gicht ein Ödem als Anzeichen einer Entzündung, weshalb die Behandlungsmaßnahmen auf die Beseitigung des Ödems abzielen. In Wirklichkeit ist jedoch nicht das Ödem für den Schmerz und die Entzündung verantwortlich, sondern die Ablagerungen der Harnsäurekristalle, die feste Schwellungen mit scharfen Rändern gebildet haben.

Bei normalem Energieniveau ist der Körper in der Lage, den Selbstheilungsprozess, der mit der Ausleitung des

Schmutzes beginnt, in Gang zu setzen. Um feststoffliche Abfälle aus den Organen auszuleiten, muss sie der Körper zunächst in eine flüssige Form umwandeln – Abfälle in fester Form lassen sich nur aus dem Magen-Darm-Trakt ausleiten –, erst danach können sie ins Blut und in andere flüssige Milieus des Organismus gelangen und über den Harn und den Schweiß ausgeschieden werden. Genau aus diesem Grund versorgt der Körper, während er genügend Energie für den Kampf gegen die Harnsäureablagerungen sammelt, zunächst den Ort ihrer Ansammlung aktiv mit Flüssigkeit. Diese Flüssigkeit muss eine Zeit lang an der betroffenen Stelle verweilen, damit sich die Kristalle Schicht für Schicht auflösen können, und danach gelangt die Flüssigkeit in die Blutbahn. Ein Ödem ist also ein Hinweis auf die Aktivierung des Selbstheilungssystems und dient der Lösung fester Harnsäureablagerungen.

Da das Ödem in der westlichen Medizin jedoch als Anzeichen einer Entzündung gilt, zielen die medizinischen Maßnahmen darauf ab, es so schnell wie möglich zu beseitigen und die Flüssigkeit möglichst schnell aus der betroffenen Stelle auszuleiten. Dies unterbricht allerdings die Lösung der Kristalle und nimmt dem Körper die Möglichkeit, Abfälle auszuleiten. So kann sich der Kranke zwar möglicherweise von bestimmten Unannehmlichkeiten befreien, insgesamt bringt ein solches Vorgehen dem Körper aber keinerlei Nutzen – ganz im Gegenteil, wird doch der natürliche Selbstheilungsprozess unterbrochen.

Dieses Beispiel veranschaulicht, dass bei auftretenden Ödemen im Rahmen einer Gichterkrankung ein komplett gegensätzlicher Ansatz gewählt werden sollte – denn sie sind nicht Anzeichen einer Entzündung, sondern Anzeichen einer Verbesserung des Zustands. Genau wie eine Rötung und Schwellung nach einer Schürf- oder Schnittwunde eine unumgängliche Phase der Selbstheilung darstellen. Das Ziel der Behandlungsmaßnahmen darf also nicht in der Beseitigung des Ödems bestehen. Natürlich muss man sich darüber im Klaren sein, dass die scharfen Ränder der Harnsäureablagerungen bei aktiver Bewegung weiche Gewebeteile beschädigen und eine ernsthafte Entzündung verursachen können. Daher ist eine Ruhigstellung der betroffenen Extremität in jedem Fall unumgänglich. Das Ödem sollte jedoch nicht aktiv bekämpft werden, damit die vom Körper für den Kampf gegen die Krankheit aufgewendete Energie nicht umsonst war.

Wenn die Ödeme immer wieder durch Arzneimittel beseitigt werden, nimmt die Krankheit schließlich häufig einen chronischen Verlauf. Zudem steigen die Ausgaben für die Behandlung und summieren sich mit der Zeit beträchtlich. Die Anzahl der Harnsäurekristalle nimmt infolge dieser kostspieligen Behandlung jedoch nicht ab, sondern immer weiter zu, außerdem treten sie verstärkt an neuen Stellen auf. Wenn die Schwellungen größer werden und der Kranke die Schmerzen nicht länger ertragen kann, kann es zu einer teuren Operation kommen. Doch auch nach einer solchen sammeln sich die Kristalle weiterhin an. Wäre das Selbstheilungssystem anfangs noch in der Lage gewesen, das Problem innerhalb weniger Monate in den Griff zu bekommen, so wird die Krankheit nach sämtlichen vorgenommenen medizinischen Maßnahmen unheilbar. Eine fehlerhafte Theorie führt also nicht nur zum unnützen Verlust von Kräften und finanziellen Mitteln, sondern lässt den Patienten zusätzlich leiden.

Die Einnahme von Nahrungsergänzungsmitteln mit Antioxidantien in der hier vorgeschlagenen Form soll lediglich die Abwehrkräfte des Körpers stimulieren und möglichst schnell das Selbstheilungssystem in Gang setzen. Man kann aber auch auf diese Präparate verzichten und sich nur an das in diesem Buch vorgestellte Drei-Punkte-Programm halten. Am wichtigsten ist, ein Ödem nicht als Symptom einer Krankheit, sondern als Anzeichen für den Beginn eines Reinigungs- und Genesungsprozesses zu betrachten.

Ich möchte es noch einmal wiederholen: Beim Auftreten unangenehmer Symptome sollte man keinesfalls sofort denken, es handle sich hier um die Symptome einer Krankheit! Versuchen Sie zu begreifen, welche Maßnahmen dieser Arzt im Inneren Ihres Körpers ergreift! Die moderne Medizin schenkt diesem Arzt in Ihnen keinen Glauben. Ungewöhnliche Symptome jeglicher Art werden als Abweichung von der Norm angesehen, die es zu beseitigen gilt. Denken Sie daran, dass sich der Körper nur selten täuscht, schenken Sie ihm mehr Vertrauen. Glauben Sie daran, dass unangenehme Symptome sehr häufig nur davon zeugen, dass der Körper zum Wohle der Gesundheit tätig ist – er sorgt für die Regeneration eines beschädigten Organs oder lässt ein System wieder ordnungsgemäß funktionieren.

Anhand dieses Beispiels möchte ich aufzeigen, dass eine Änderung der Herangehensweise an eine Krankheit auch die Entwicklung der Krankheit ändern kann. Viele Krankheiten, die in der modernen Medizin als unheilbar gelten, werden ohne grundsätzliches Überdenken der Herangehensweise auch unheilbar bleiben.

Allergischer Schnupfen

Für diese Krankheit sind aktive Ausscheidungen aus der Nase, Niesen und Schnupfen symptomatisch – also praktisch dieselben Symptome wie bei einer Erkältung. Husten, Hitzewallungen und Kopfschmerzen treten jedoch nicht auf.

Den Spezialisten der TCM ist der Begriff der Allergie unbekannt. Aus Sicht der chinesischen Medizin zeugen die oben genannten Symptome davon, dass der Körper Kälte ausscheidet. Dieser Sachverhalt wurde bereits zuvor ausführlich behandelt. Allergischer Schnupfen ist ein Anzeichen für den Versuch des Körpers, überschüssiges Kälte-Qi loszuwerden. Das körpereigene Selbstheilungssystem beginnt erst dann mit der Ausleitung des im Inneren angesammelten Kälte-Qi, wenn die Menge an verfügbarem Blut und Qi ausreichend hoch ist. Der Ansatz der modernen Medizin zur Heilung einer Erkältung trägt in keiner Weise zur Ausleitung von Kälte bei, sondern unterdrückt lediglich die Symptome. Das Kälte-Qi bleibt folglich im Organismus. Wenn die Körperenergie steigt, unternimmt der Körper erneut den Versuch, Kälte auszuleiten, doch der Mensch unterdrückt diese Attacke einmal mehr mit Tabletten. Und so läuft es immer wieder. Es ist durchaus möglich, dass die Erkältungssymptome jedes Mal durch ein- und dasselbe Kälte-Qi, welches sich im Körper festgesetzt hat, hervorgerufen werden. Kommt es häufig zu Rückfällen mit kleinen Intervallen, so entsteht das Syndrom eines allergischen Schnupfens.

Hat man das Wesen der Erkrankung verstanden, so lässt sich ein Weg finden, wie man sich von ihr befreien kann. Vor allem muss die Menge an verfügbarem Blut und Qi erhöht werden. Wenn der Körper ausreichend Energie hat, versucht er sich vom Kälte-Qi zu befreien. In dieser Zeit ist es am wichtigsten, keine antiallergischen Präparate oder Arzneimittel gegen Erkältungen einzunehmen. Dem Selbstheilungssystem muss die Möglichkeit gegeben werden, seine Arbeit zu verrichten und die Kälte auszuleiten. Alle unangenehmen Symptome wie Niesen und Schnupfen tragen dazu bei, das Übel (Kälte-Qi) mit der Wurzel auszureißen, und müssen geduldig ertragen werden.

Ich litt von meiner Jugend an dreißig Jahre an allergischem Schnupfen und ließ mir die Nasennebenhöhlen infolge einer Kieferhöhlenentzündung durchstechen. In dieser Zeit probierte ich eine Vielzahl verschiedener Antihistaminika aus, die mir zwar zu Beginn etwas Linderung verschafften, bei denen jedoch später die Dosis erhöht werden musste, bis sie schließlich gar nicht mehr halfen. Ich trank chinesische Arzneimittel, doch auch sie brachten keine Besserung. Erst als ich mich – inzwischen fünfundvierzigjährig – mit chinesischer Medizin beschäftigte, begriff ich, dass das im Organismus angesammelte Kälte-Qi ursächlich für meinen Zustand war. Ich änderte meinen Lebenswandel und machte mich daran, jede Woche eine Massage der Meridiane durchzuführen. Nach jeder Massage musste ich besonders stark niesen, doch mir war bereits klar, dass der Körper so das Kälte-Qi ausleitet und man ihm dafür Zeit einräumen muss. So vergingen beinahe drei weitere Jahre, doch zu guter Letzt konnte ich mich von meinen Unannehmlichkeiten befreien, ich kann normal durch die Nase atmen und muss nicht ständig niesen.

Ich empfehle jedem, der an dieser kräftezehrenden Krankheit leidet, als Erstes den eigenen Körper so gut wie möglich vor dem Eindringen von Kälte-Qi zu schützen. Ziehen Sie sich in der kalten Jahreszeit wärmer an, tragen Sie einen Schlafanzug, wenn Sie in der Sommerhitze bei eingeschalteter Klimaanlage schlafen, und trinken Sie bei den ersten Erkältungsanzeichen Ingwertee.

Das Ausmaß der Schädigung durch Kälte-Qi hängt vom Einzelfall ab, weshalb der zur Heilung nötige Zeitraum stets unterschiedlich ist. In jedem Fall jedoch lässt sich das unangenehme Leiden durch Geduld und Ausdauer aber gänzlich besiegen.

Schädigung durch Kälte-Qi bei Säuglingen

Auf den Entbindungsstationen moderner Krankenhäuser laufen die Klimaanlagen auf Hochtouren. Die kalte Luft soll die Ausbreitung von Bakterien verhindern, zudem geht das auf den Entbindungsstationen tätige Personal einer schweren Arbeit nach, die große physische Anstrengungen erfordert. Damit man nicht ins Schwitzen kommt, herrschen in den Räumlichkeiten niedrige Temperaturen. Niemand hat sich jedoch Gedanken über die Interessen des in diesen Räumen wichtigsten Gastes gemacht – des Neugeborenen. Im Mutterleib beträgt die Umgebungstemperatur des Babys 36–37 °C, auf der Station beträgt die Temperatur ungefähr 20 °C, was einen durchaus signifikanten Unterschied darstellt. Der unbekleidete Säugling findet sich in einem kalten Milieu wieder, in dem ihm die Nabelschnur durchgeschnitten und er gewogen wird – ein Vorgang, der mindestens zehn Minuten dauert.

Alten Filmen nach zu urteilen, waren die Entbindungsräume in China früher zwingend vor Zugluft geschützt, auf dem Herd stand in jedem Fall ein großes mit Wasser gefülltes Gefäß, und der gesamte Raum war warm und dampfig, sodass der werdenden Mutter und der Hebamme der Schweiß in Strömen übers Gesicht lief. Ein solches Umfeld war für das Neugeborene äußerst komfortabel. Wärme und Feuchtigkeit waren mit den Bedingungen im Mutterleib vergleichbar – das Kälte-Qi hatte keine Chance.

Die über Klimaanlagen, supermoderne Ausstattung und

hervorragende Fachkräfte verfügenden modernen Entbindungsstationen sind, obgleich sie nach dem neuesten Stand der Wissenschaft desinfiziert werden, nicht im eigentlichen Wortsinn hygienisch. In den letzten Jahren ist die Anzahl der Kinder mit undurchlässigen Gallengängen und allergischem Schnupfen gestiegen. Dies hat möglicherweise mit den niedrigen Temperaturen auf den Stationen zu tun, auf denen sie das Licht der Welt erblickt haben.

Zieht sich der Säugling bei der Geburt eine Erkältung zu, so kann dies negative Auswirkungen auf die Funktion der Gallenblase haben (worauf bereits zuvor näher eingegangen wurde), was wiederum die Fähigkeit zur Aufnahme von Nährstoffen beeinträchtigt. Daraus können überaus ernste Spätfolgen resultieren – von einem allgemeinen Schwächezustand und der Anfälligkeit für Krankheiten bis hin zu einer verlangsamten physischen Entwicklung und mitunter auftretender geistiger Behinderung.

Versuchen Sie sich daran zu erinnern, welche Temperatur in dem Raum herrschte, in dem Ihr Kind das Licht der Welt erblickte. War es auf der Entbindungsstation zu kalt, so hatte sein Organismus keine Möglichkeit, einer Schädigung durch Kälte-Qi zu entkommen. Diese Schädigung manifestiert sich in der Färbung der Hautdecke. Hat das Baby von Geburt an eine schwache Lunge, so ist seine Haut dunkel und es hat Untergewicht. Wurde eine starke Lunge vererbt, so wachsen kräftige Kinder heran, in deren Organismus aber ein Kampf zwischen dem Qi der Lunge und dem Kälte-Qi stattfindet. Ihre Hautdecke ist bleich, was nach Lehre der TCM ein Anzeichen eines »Überschusses in der Lunge« darstellt. In beiden Fällen ist die Fähigkeit der Kinder zur Aufnahme von Nährstoffen geschwächt, weswegen sie keine Röte im Gesicht haben.

Bei der Betreuung solcher Kinder sollte zunächst unbedingt Sorge um die Wiederherstellung einer normalen Funktion der Gallenblase getragen werden. Der Gallenblasenmeridian der Kinder sollte täglich von Erwachsenen leicht abgeklopft oder massiert werden. Der Tagesablauf ist so zu organisieren, dass das Kind abends spätestens zwischen 20 und 20:30 Uhr ins Bett gebracht wird. Da die Schäden erst kürzlich eingetreten sind, bekommt man sie relativ schnell in den Griff. Nach zwei bis drei Wochen müssten sich positive Veränderungen bemerkbar machen, die sich ganz unterschiedlich manifestieren können, zum Beispiel durch Anzeichen einer Erkältung (Niesen, Auswurf, Durchfall). Dies ist zu begrüßen, da sie von der Ausleitung des Kälte-Qi aus dem Körper zeugen. Geben Sie dem Kind keinesfalls westliche Arzneimittel gegen Erkältungen, sie stören lediglich die Reinigung. Schenken Sie der Weisheit der TCM Glauben, und unterstützen Sie den Organismus des Kindes in seinem Kampf gegen das Kälte-Qi.

Sie können einen Spezialisten der chinesischen Medizin aufsuchen, der Ihnen Kräutertees verschreiben wird. Sie können den Zustand des Kindes auch durch eine einfache Massage lindern; besonders wichtig ist, dass es sich möglichst viel ausruht und viel Wasser trinkt. Achten Sie bei der Massage auf den Lungenmeridian an den Armen und auf die Verästelung dieses Kanals im Brustbereich. Die Haut des Kindes ist sehr zart und hat fast keine Fettschicht, daher sollte eine Massage in diesem Fall nicht mehr als ein sanftes Streicheln entlang der Meridianlinie sein. Möglicherweise treten die Anzeichen einer Erkältung noch mehrere Male auf, bis die Kälte vollständig aus dem Körper ausgeleitet ist. Wenn die Hautdecke des Babys ein zunehmend helles und gesundes Aussehen bekommt, kann der Genesungsprozess als abgeschlossen angesehen werden.

Diese Form der Heilung ist für Kinder jeglichen Alters geeignet. Sie sollten lediglich daran denken, bei der Massage von Babys äußerst sanft und vorsichtig vorzugehen, um deren zerbrechliche Rippen nicht zu beschädigen.

Schlaflosigkeit

Schlaflosigkeit kann durch sehr viele Faktoren hervorgerufen werden. Die Ursachen ihrer Entstehung hängen von der Art der Schlaflosigkeit ab, woraus sich wiederum verschiedene Gegenmaßnahmen ergeben.

Schlaflosigkeit kann durch Hitze in der Lunge hervorgerufen werden – diese manifestiert sich äußerlich in einer Rötung der Lippen. (Schlaflosigkeit mit diesem Ursprung tritt zwar hin und wieder auf, ist aber nicht chronisch.) In diesem Fall reicht es aus, mehr Ingwertee zu trinken, was den Körper dabei unterstützt, das Kälte-Qi zu vertreiben – und damit auch die Schlaflosigkeit. Zusätzlich kann man die Akupunkturpunkte *Lunge 5* massieren (die Punkte liegen symmetrisch in der Ellenbogenfalte an der Radialseite der Bizepssehne), eine solche Massage beseitigt die Hitze in der Lunge ebenfalls.

Anzeichen für Hitze in der Lunge können aber auch auftreten, wenn sich der Organismus in einem Zustand überschüssigen Feuers im Herzen oder in der Leber befindet. In diesem Fall muss zuerst das überschüssige Feuer beseitigt werden. Es tritt normalerweise auf, wenn Sie Zorn und Gereiztheit empfinden oder sich überanstrengen. Versuchen Sie diese Ursachen zu beseitigen, dann können Sie mit einer langfristigen Wirkung rechnen. Einen kurzfristigen Effekt erreichen Sie mit einem heißen Fußbad, das hilft, Feuer aus der Leber auszuleiten.

Schlaflosigkeit kann auch dann entstehen, wenn der eigene Schlafrhythmus nicht mit unserer biologischen Uhr übereinstimmt. Dieses Problem lässt sich jedoch ohne Weiteres lösen. Häufig verspüren wir nach dem Mittagessen den Wunsch, ein wenig zu schlafen, doch die meisten Leute verzichten auf diese »schädliche« Angewohnheit. Zwischen acht und neun Uhr abends sind wir bereits schläfrig, doch wir haben noch so viele unerledigte Aufgaben vor uns, dass wir uns keine frühe Erholung leisten können. Durch Willensanstrengung unterdrücken wir die Bedürfnisse unseres Körpers, worauf dieser mit Feuer in der Leber reagiert. So versucht er, eine zusätzliche Energiequelle zur Erfüllung unserer Pläne bereitzustellen. Wenn dann alle Aufgaben erledigt sind und wir zu Bett gehen, wütet das Feuer in der Leber bereits, der Körper will nicht einschlafen und es kommt zu Schlaflosigkeit.

体

Wenn der Körper schlafen möchte, wollen oder können Sie es nicht – sind Sie hingegen für den Schlaf bereit, möchte Ihr Körper es nicht. Streng genommen handelt es sich hierbei nicht um eine Krankheit, sondern um unser Unvermögen, den eigenen Körper richtig zu nutzen. Der beste Weg, sich von der Schlaflosigkeit zu befreien, ist die Einrichtung eines natürlichen Tagesablaufs: Schlafen, wenn man schlafen möchte, und nicht schlafen, wenn kein Wunsch danach besteht. Nach wenigen Wochen löst sich das Problem der Schlaflosigkeit von selbst. Hören Sie einfach auf Ihren Körper. Allerdings ist das oft gar nicht so einfach, denn wir haben ihn so lange gezwungen, nach der Pfeife unseres Willens zu tanzen, dass uns abhandengekommen ist, wie wir seine Wünsche erkennen können. Genauso ist es um das Essen bestellt: Lange haben wir uns so ernährt, wie wir es aus irgendeinem Grund für richtig hielten. Die beste Lösung ist auch hier, auf die Wünsche des Körpers zu hören und zu verstehen, wann er was möchte.

Die Kenntnisse der modernen Medizin über den Menschen sind zu sehr eingeschränkt. Meiner Meinung nach ist es vernünftiger, der Weisheit unseres Körpers Glauben zu schenken und auf seine Stimme statt auf die Empfehlungen der Ärzte zu hören, die sich tagtäglich ändern. Manchmal sind psychologische Probleme für die Schlaflosigkeit verantwortlich, doch diese Art der Schlaflosigkeit lässt sich erst nach Beseitigung des psychologischen Problems überwinden. Sind Sie dazu nicht in der Lage, so bleibt Ihnen nur die Einnahme von Schlafmitteln übrig.

Aplastische Anämie

Es klingt beängstigend: Die moderne Medizin bekommt diese Krankheit nur mit einer Knochenmarktransplantation in den Griff. Tatsächlich wird die Krankheit bei vielen Menschen durch einen falschen Lebenswandel und die fehlerhafte Behandlung einer in der Kindheit aufgetretenen Erkältung mit Arzneimitteln aus westlicher Produktion ausgelöst. Zunächst sollten die Ursachen festgestellt werden. Offensichtlich stellt ein Problem im Blutbildungssystem die Ursache dar. Da die Erkrankten mehrheitlich erwachsen sind, kann man logischerweise davon ausgehen, dass ihr Blutbildungssystem früher in Ordnung war, das heißt, die Krankheit ist nicht angeboren. Der Punkt ist aber nicht, dass es im Blutbildungssystem eine »Panne« gegeben hat, sondern dass keine Voraussetzungen für seinen normalen Betrieb geschaffen wurden.

Wie sich die Menge an verfügbarem Blut und Qi durch eine Verbesserung des Funktionszustandes des Blutbildungssystems erhöhen lässt, wurde bereits weiter oben erläutert. Die Ursache des Leidens liegt bei den meisten Kranken in einer Schädigung durch Kälte-Qi in der Kindheit, was zu einer Störung der Normalfunktion der Gallenblase geführt und die normale Aufnahme von Nährstoffen beeinträchtigt hat, oder in einem falschen Lebenswandel und unzureichendem Nachtschlaf, wodurch der Blutkreislauf negativ beeinflusst wurde. Ist die Ursache gefunden, so gestaltet sich die Behandlung einfach: Es reicht aus, den Gallenblasenmeridian in der erforderlichen Form abzuklopfen und sich früh schlafen zu legen. Dann klingt die Krankheit mit der Zeit ab.

Beispiel 1

Bei einem Patienten, der die Diagnose »Blutarmut« erhalten hatte, ergab eine Blutanalyse die folgenden Ergebnisse: Hämoglobin 4,2 g (bei einem Normwert von mindestens 10 g), Thrombozyten: unter 10 000 (bei einem Normwert von mindestens 100 000). Anhand einer Befragung stellte sich heraus, dass der Patient einen normalen Lebenswandel führte, er ging zeitig zu Bett und stand früh auf. Dem Problem mit der Nährstoffresorption lag eine schlechte Funktion der Gallenblase zugrunde. Laut Sichtweise der chinesischen Medizin hatte der Patient in jungen Jahren eine ernste Schädigung durch Kälte-Qi erlitten. Die Erkältung wurde nicht vollständig ausgeheilt, und das Kälte-Qi setzte sich in der Lunge fest und führte zu einer Lungeninsuffizienz und der unzureichenden Aufnahme von Nährstoffen, wodurch dem Blutbildungssystem lange Zeit nicht genügend Rohstoffe für die Weiterverarbeitung zur Verfügung standen. Dies führte letzten Endes zu einem solchen Zustand.

Ich schlug dem Patienten das folgende Behandlungsprogramm vor: eine *Tuina-Massage* zur Verbesserung der Durchlässigkeit des Gallenblasenmeridians, was die Funktion der Gallenblase anregen, ihre Kapazität erhöhen und die Nährstoffresorption verbessern sollte, was wiederum eine höhere Produktion des vom Blutbildungssystem benötigten Eiweißes ermöglicht hätte. Nach zweimonatiger Behandlungszeit ließ sich eine wesentliche Verbesserung seines Zustands feststellen: Der Hämoglobinwert war auf 8,6 g, die Anzahl der Thrombozyten auf 100 000 gestiegen. Das Blutbildungssystem war voll funktionsfähig, und die Krankheit wich zurück.

Beispiel 2

Der Patient arbeitet in der Nachtschicht. Wie beim vorigen Patienten wird auch bei ihm eine bedrohliche Ansammlung von Kälte-Qi in der Lunge und eine schlechte Aufnahme von Nährstoffen festgestellt, bei der die Menge an verfügbarem Blut und Qi sehr niedrige und weiterhin fallende Parameter aufweist. Der Patient hatte sich nach seiner Schicht als nächtliche Aufsichtsperson stets noch bis in die Morgenstunden vergnügt. Nachdem er ein halbes Jahr lang einen solchen Lebenswandel geführt hatte, wurde er krank, sein Hämoglobinwert lag bei 2,7 g, die Anzahl der Thrombozyten zehnfach unterhalb des Normwertes.

Ich schlug ihm eine zweimalige Bluttransfusion vor, bei der er insgesamt zusätzlich 1,6 l Blut bekommen sollte. Nach der ersten Transfusion stieg der Hämoglobinwert auf 4,2 g, nach der zweiten auf 5,1 g. Normalerweise verbessern sich die Qualitätsparameter des Blutes bei Patienten mit einer solchen Diagnose sofort nach der Transfusion. Einige Zeit später jedoch, wenn das transfundierte Blut »stirbt« und der Körper kein neues produziert, kehren die Parameter wieder zum Ausgangswert zurück.

Ich forderte den Patienten auf, zur Verbesserung der Nahrungsverwertung nach jeder Transfusion eine Massage des Gallenblasenmeridians durchzuführen. Außerdem sollte er seinen Lebenswandel ändern und sich streng an die Regel »Früh ins Bett gehen und früh aufstehen« halten. Die Massage des Gallenblasenmeridians half ihm dabei, früh einzuschlafen – die Verbesserung der Schlafqualität war mein Hauptanliegen. (Gibt es Probleme beim Einschlafen, die normalerweise auf Hitze in der Lunge zurückgehen, so muss diese Hitze vertrieben werden, und das Problem löst sich von selbst. Ist der Schlaf nicht tief genug, so hat sich Hitze in der Leber angesammelt und muss von dort ausgeleitet werden.)

Die Blutwerte des Patienten verbesserten sich unaufhörlich: Nach drei Monaten waren der Hämoglobinwert auf 8,6 g und die Anzahl der Thrombozyten auf 100 000 gestiegen, das heißt, sie lagen im Bereich der Norm. Die Krankheit war besiegt. Das Blutbildungssystem kehrte im Anschluss an die Normalisierung des Schlafs zu seinem normalen Funktionszustand zurück. Auch eine Analyse des Knochenmarks führte zu guten Ergebnissen.

Nach einem guten, tiefen Schlaf zur rechten Zeit steigt die Menge an verfügbarem Blut und Qi auf jeden Fall an – guter Schlaf ist eine Voraussetzung für eine allmähliche Genesung. Nur bei richtigem Schlaf – der ein gut funktionierendes Blutbildungssystem gewährleistet – verfügt der Körper über ausreichende Kräfte, um das Selbstheilungssystem in Gang zu setzen; dieses wiederum ist in der Lage, chronische Leiden zu bekämpfen. Während Arzneimittel lediglich die Symptome kontrollieren können, kann nur der Körper selbst den tatsächlichen Weg zur Genesung finden, nachdem er das Selbstheilungs- und Regenerationssystem in Gang gesetzt hat. Ist die Blutarmut hingegen angeboren, so tritt die Krankheit mitunter bereits sehr früh auf. Die Prognose für den weiteren Lebensverlauf ist nicht sonderlich positiv. Die Mehrzahl der Betroffenen erkrankt kurz nach Erreichen eines bestimmten Alters. Hat das Blutbildungssystem hingegen über einen langen Zeitraum normal funktioniert, so ist ein falscher Lebenswandel oder der Einfluss anderer Erkrankungen für seine Störung verantwortlich.

Eine normale Funktion des Blutbildungssystems setzt zwei Dinge voraus: eine ausreichende Menge an Rohstoffen, das heißt eine normale Funktion der Gallenblase, und ausreichendend Schlaf in der ersten Nachthälfte. Daher muss während der Entstehung einer Krankheit analysiert werden, ob die genannten Voraussetzungen tatsächlich gegeben sind, damit sich die Krankheitsursache und folglich auch ein Heilungsweg finden lässt.

Auch Überlastung bei der Arbeit kann krank machen. Chronische Müdigkeit verursacht eine pathologische Veränderung der Blutparameter, was ein Hindernis für die Blutbildungsfunktion darstellt. In diesem Fall ist auch mit meinen Empfehlungen nur eine gewisse Verbesserung des Zustandes möglich, während sich eine vollständige Genesung nur schwer voraussagen lässt. Solche Patienten sind aufgrund ihres Hämoglobinmangels auf häufige Bluttransfusionen angewiesen, es gibt jedoch keine Möglichkeit, das Blut auf Qualitätsparameter zu kontrollieren, weshalb Transfusionen auch eine direkte Lebensgefahr bedeuten. Manchmal baut der Körper nach einigen Transfusionen wegen der schlechten Qualität des Blutes abrupt ab. In diesem Fall ist die Effizienz meiner Empfehlungen eher gering.

Asthma und chronischer Husten

Asthma macht vielen Menschen das Leben schwer. Die große Gefahr dieser Krankheit besteht darin, dass sie innerhalb weniger Minuten einen tödlichen Verlauf nehmen kann. Generell verfügen Betroffene über ein recht hohes Niveau an Blut und Qi, häufig fühlen sie sich noch eine Stunde vor Beginn der Atemnot prächtig, und kurze Zeit darauf weilen sie dann schon nicht mehr unter uns. Dies geschieht oftmals völlig unerwartet und stellt daher einen besonders schweren Schlag für die Angehörigen dar. Die berühmte taiwanesische Sängerin Teresa Teng kam durch einen Asthmaanfall ums Leben.

Vor der Besprechung der Entstehungsursachen möchte ich auf Maßnahmen eingehen, mit denen in Notfällen Leben gerettet werden kann. Hat ein Anfall begonnen, muss sofort auf dem Akupunkturpunkt *Leber 3* eine Nadel gesetzt oder kräftig auf diesen gedrückt werden; massieren Sie außerdem den oberen Teil der Brust mit streichenden Bewegungen von oben nach unten.

Im Moment eines Anfalls werden die Atemwege im Bereich des Bronchialeingangs durch eine große Menge an Schleim blockiert. Bei weniger Schleim kommt es zu einem Hustenanfall, bei zu viel Schleim stellt sich Atemnot ein. An diesem Prozess sind zwei Faktoren beteiligt: Das den Schleim absondernde Organ und das Leber-Qi, welches das Sekret nach oben leitet. Zunächst soll auf den Entstehungsort des

Schleims eingegangen werden. Asthmatiker nehmen wie die meisten Ärzte an, der Schleim bilde sich in der Lunge. Dem *Kanon des Gelben Kaisers über Innere Medizin* zufolge kann jedoch jedes beliebige Organ Schleim produzieren, das heißt, jedes Organ kann einen Asthmaanfall hervorrufen. An dieser Stelle geht es nur um zwei Formen von Asthma: um Asthma, das auf Lungenprobleme zurückgeht, und um solches, das durch Probleme des Magen-Darm-Traktes hervorgerufen wird. Auf Asthmaanfälle, für die andere Organe ursächlich sein können, soll aufgrund der schwierigen Thematik und ihres seltenen Auftretens vorerst nicht eingegangen werden. Aus meiner Erfahrung kann ich sagen, dass die meisten Formen von Asthma entweder auf Lungenprobleme oder auf Probleme des Magen-Darm-Traktes zurückgehen.

Bei mehr als der Hälfte der Asthmatiker gelangt der Schleim nicht aus der Lunge, sondern aus dem Magen oder dem Dünndarm in die Bronchien. Durch die Farbe des Schleims, den der Kranke aushustet, lässt sich auf seinen Entstehungsort schließen. Schleim aus der Lunge ist grau, denn darin befinden sich Staubpartikel aus der Luft. Stammt der Schleim aus dem Magen oder dem Dünndarm, hat der Auswurf eine entsprechend gelblich-weiße Färbung und besitzt keine Fremdpartikel. Die Schleimproduktion weist auf eine Schädigung des jeweiligen Organs hin. Der Körper versucht, diese Schädigung zu bekämpfen, und führt Regenerationsmaßnahmen durch. Das Produkt dieser Maßnahmen ist letztlich der Schleim, den der Körper auszuleiten versucht.

Bildet sich Schleim in der Lunge, kommt es in der kalten Jahreszeit häufig zu Anfällen, und der Kranke zieht sich leicht Erkältungen zu. Liegt die Ursache hingegen im Magen-Darm-Trakt, treten oftmals wenige Stunden oder ein bis zwei Tage nach einem üppigen Mahl Anfälle auf. In der warmen Jahreszeit kann es infolge verstärkten Feuers in der Leber oder im Herzen zu Anfällen kommen. Auch Zorn und Gereiztheit können zu einem Anfall führen, da sie das Leber-Qi nach oben befördern und dadurch der Schleim in die Bronchien gelangt. Die Entstehung von Qi in der Leber zeugt entweder davon, dass die Leber nicht in Ordnung ist, oder der betroffene Mensch ist ständig gereizt. Man kann häufig beobachten, dass Menschen vor Zorn keine Luft mehr bekommen.

Von diesem Asthmamodell ausgehend, lässt sich relativ leicht eine Behandlungsstrategie entwerfen. Zuallererst gilt es, sich von dem nach oben gerichteten Strom an Leber-Qi zu befreien. So lassen sich Anfälle verhindern und der Zustand des Kranken eine Zeit lang stabilisieren. Dafür sollten die Akupunkturpunkte *Leber 3* an den Füßen einer Akupunktur oder Massage unterzogen werden, denn dadurch beginnt der Strom an Leber-Qi wieder in die normale Richtung – also nach unten – zu fließen. Auch während eines Anfalls sollten die Akupunkturpunkte *Leber 3* bearbeitet werden. Gereiztheit ist hingegen zu vermeiden, sie kann in schweren Fällen einen Anfall hervorrufen. Ein heißes Fußbad trägt ebenfalls zum Abbau von Leber-Qi bei, ist jedoch allein zur Prophylaxe gedacht und nicht zur Bekämpfung eines schweren Anfalls geeignet. Werden die genannten Regeln eingehalten, tritt nach einigen Wochen eine Stabilisierung des Zustands ein, und die Asthmaanfälle lassen eine Zeit lang nach. Bis zur vollständigen Genesung ist es jedoch noch ein sehr weiter Weg, denn es gilt, die Wurzel der Krankheit zu beseitigen, das heißt, das für die Schleimproduktion verantwortliche Organ muss geheilt werden.

Leberprobleme können erblich bedingt sein oder auch durch Überlastung, Missbrauch von Alkohol, durch schwere Nahrung oder durch schweren psychologischen Stress oder Zorn hervorgerufen werden. Unabhängig von den Ursachen lässt sich das Problem mit dem oben beschriebenen Vorgehen in den Griff bekommen.

Das die Asthmaanfälle hervorrufende Leber-Qi kann in anderen Fällen für schlechten, das heißt leichten, nervösen und von Traumbildern überfrachteten Schlaf verantwortlich sein. Die betroffene Person wacht häufig mitten in der Nacht auf und kann lange nicht mehr einschlafen. Daher stellt die Massage der Akupunkturpunkte *Leber 3* ein wichtiges Element des Genesungsprogramms dar. Ein Überfluss an falschem Leber-Qi lässt sich sehr leicht feststellen: Berühren Sie die Spitze des Kopfes – ist sie deutlich heißer als der restliche Körper, so hat sich viel Leber-Qi angesammelt. Massieren Sie die Akupunkturpunkte *Leber 3*, oder gönnen Sie sich ein Fußbad.

Wir alle wissen, wie schädlich es ist, in Zorn zu geraten, doch ein Mensch bleibt nun einmal ein Mensch, und manchmal gelingt es uns nicht, unsere schlechten Emotionen im Zaum zu halten. Eine Massage (oder Akupunktur) der Akupunkturpunkte *Leber 3* befördert das Leber-Qi sofort nach einem Wutanfall nach unten und verringert damit den der Gesundheit zugefügten Schaden.

Was die Heilung des für die Schleimproduktion verantwortlichen Organs betrifft, so schlage ich vor, sich einer Diagnose in einer Klinik für TCM zu unterziehen, das kranke Organ zu bestimmen und danach die Ernährung und den Lebenswandel zu korrigieren. Sind Probleme im Magen-Darm-Trakt für die Asthmaerkrankung ursächlich, so gilt es, Völlerei zu vermeiden, Lebensmittel tierischen Ursprungs mit »kalten Eigenschaften« vom Speiseplan zu streichen und unmittelbar nach der Nahrungsaufnahme auf physische Anstrengung zu verzichten. Liegt die Wurzel des Problems in der Lunge, sollten Unterkühlung und Zorn vermieden werden. Danach müssen die im Buch vorgestellten Regeln für einen gesunden Lebenswandel eingehalten, die Körperenergie gesteigert und das Kälte-Qi aus dem Körper ausgeleitet werden.

Wenn die Erkrankten während des Kampfes gegen ihre Krankheit meine Methodik befolgen, werden sie sich ganz nebenbei die Gewohnheiten eines gesunden Lebenswandels aneignen. Die Menge an verfügbarem Blut und Qi wird ansteigen, wodurch das Asthma nach und nach völlig in Vergessenheit gerät.

Entzündung des Ischiasnervs

Diese Krankheit manifestiert sich in Schmerzgefühlen an den unterschiedlichsten Stellen. Wir untersuchen einen Fall, bei dem sich ein stechender oder dumpfer Schmerz an den

Außenseiten der Hüfte bis hinunter zu den Zehen konzentriert – der übrigens bei den meisten Patienten auftritt. Die westliche Medizin bringt solche Schmerzen mit eingeklemmten Nervenwurzeln in Verbindung. Der chinesischen Medizin zufolge handelt es sich um Meridianschmerzen, während das Nervensystem lediglich das Signal weitergibt, in welchem Teil des Körpers Probleme vorliegen. Da an den Hüftaußenseiten der Gallenblasenmeridian verläuft, zeugen Schmerzen in dieser Körperregion von einer fehlerhaften Funktion der Gallenblase und einer Verstopfung des Gallenblasenmeridians.

Wenn irgendwo Schmerzgefühle auftreten, sollte man sich klarzumachen versuchen, in welcher Körperregion sich der Schmerz konzentriert. Anschließend gilt es mithilfe der Meridiankarte zu bestimmen, welcher Meridian genau durch diese Stelle verläuft. So lässt sich die Ursache des Schmerzes bestimmen. Hat man die Situation analysiert, lässt sich dem Standpunkt der chinesischen Medizin zufolge auch ein Weg zur Schmerzbeseitigung finden. Ein solcher Ansatz lässt sich genauso bei Rücken-, Schulter- und Kopfschmerzen anwenden. Konzentriert sich das Schmerzempfinden entlang des Gallenblasenmeridians, kann man auf den Akupunkturpunkt *Lunge 5* des Lungenmeridians einwirken.

Bei der Akupressur der Punkte des Lungenmeridians können sehr starke Schmerzen auftreten. Drücken Sie relativ stark auf jeden Punkt und halten Sie den Druck über mehrere Minuten aufrecht, ohne irgendwelche Drehbewegungen zu vollziehen – drücken Sie einfach ruhig auf den Punkt. Wenn Sie ihn loslassen, verschwindet der Schmerz in der

Hüfte. Eine regelmäßige Massage der Akupunkturpunkte *Lunge 5* trägt dazu bei, dass im Hüftbereich auftretende Meridianschmerzen allmählich seltener werden.

Ursächlich für die Symptome ist der Versuch des Körpers, die angesammelte Kälte auszuleiten. Eine Ausleitung über die Lunge kann allerdings eine Blockade der Funktion des Gallenblasenmeridians nach sich ziehen. Bei einer ernsthaften Blockade des Meridians entstehen Meridianschmerzen, welche von der modernen Medizin als eingeklemmter Ischiasnerv klassifiziert werden. Da der Schmerz jedoch tatsächlich auf Hitze in der Lunge zurückzuführen ist, hilft ein Einwirken auf die Akupunkturpunkte *Lunge 5* dabei, die Hitze zu schwächen. Liegt keine Hitze in der Lunge vor, so verschwindet der Schmerz im Bereich des Gallenblasenmeridians augenblicklich.

Entsteht der Schmerz bei einem Wechsel der Jahreszeiten, wenn wegen der Aktivierung der Leber im Frühjahr oder der Verstärkung des Feuers im Herzen im Sommer Hitze in der Lunge entsteht – was das Gleichgewicht im Organismus aufrechterhalten soll –, sollte im Frühjahr zunächst die Hitze der Leber geschwächt und erst danach eine Massage der Akupunkturpunkte *Lunge 5* des Lungenmeridians durchgeführt werden. Im Herbst hingegen können Sie das Schmerzsyndrom in der Hüfte durch eine Massage der Akupunkturpunkte *Lunge 5* sofort beseitigen. Wegen des Abbaus von Nieren-Qi kann sich das Feuer in der Leber auch im Winter verstärken. Daher ist es in dieser Phase besser, zunächst den Nierenmeridian (Abb. S. 110), dann den Lebermeridian (Abb. S. 111) und erst danach die Akupunkturpunkte *Lunge 5* zu massieren.

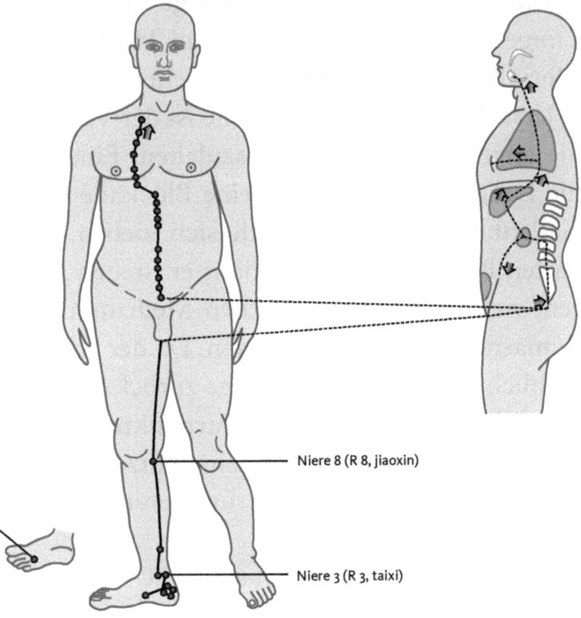

Abb. 5: Nierenmeridian

Da die Probleme mit der Lunge und der Gallenblase nicht an einem Tag entstanden sind, werden Sie sie keinesfalls in wenigen Tagen in den Griff bekommen. Zunächst muss die verfügbare Menge an Blut und Qi erhöht werden, und erst wenn der Körper genügend Kräfte gesammelt hat, beginnt sich die Lunge allmählich vom dort angesammelten Kälte-Qi zu befreien. Danach normalisiert sich auch wieder die Funktion der Gallenblase.

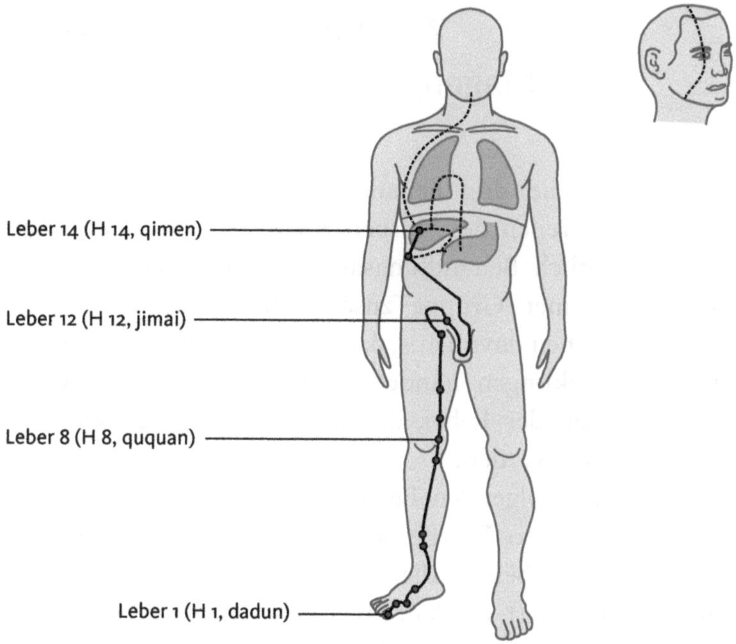

Abb. 6: Lebermeridian

Wenn Sie die tatsächliche Schmerzursache erst einmal erkannt haben, können Sie die Schmerzen kontrollieren und auf ein Minimum reduzieren. Sie werden ruhiger und müssen sich wegen einer Verschlechterung Ihres Zustands keine Sorgen mehr machen. Denn auch wenn die Krankheit mit vielen unangenehmen Empfindungen verbunden ist, so stellt sie doch keine ernsthafte Gefahr dar. Und wenn Sie sich an mein Selbstheilungsprogramm halten, baut der Körper zu guter Letzt genügend Energie auf, um sich vollständig von der unangenehmen Krankheit zu befreien.

Zwölffingerdarmgeschwür, Magengeschwür, Magenblutung

Auch wenn die drei genannten Krankheiten in unterschiedlichen Teilen des Körpers lokalisiert sind, lassen sie sich hinsichtlich Behandlungsansatz und Behandlungsmethoden zu einer Gruppe zusammenfassen. Die meisten Menschen gehen davon aus, dass es sich hierbei um Magen-Darm-Erkrankungen handelt, laut TCM sind es jedoch Erkrankungen der Leber, die durch Niedergeschlagenheit hervorgerufen werden.

Ich schlage folgenden Behandlungsansatz vor: Mindestens zweimal pro Woche sollten die Akupunkturpunkte *Leber 3* des Lebermeridians drei bis fünf Minuten lang sorgfältig massiert werden. Einen noch größeren Effekt erzielen Sie, wenn Sie sämtliche Punkte des Lebermeridians jeweils ein bis zwei Minuten lang bearbeiten. Natürlich müssen Sie diese zweifelsfrei lokalisieren können. Gleichzeitig sollten Sie den Nierenmeridian massieren, um die Nierenfunktion anzuregen, wodurch auch das Leber-Qi stabilisiert wird. Führen Sie bei jeder Form von Gereiztheit oder schlechtem Befinden unmittelbar eine Massage der Akupunkturpunkte *Leber 3* durch.

Unterdrückter Zorn führt zur Bildung von unterdrücktem Qi, was eine der wesentlichen Krankheitsursachen darstellt. Versuchen Sie, Ihre Stimmung zu heben, Ihre Arbeitsatmosphäre zu verbessern – auch Sorgen im Berufsleben können zur Bildung von unterdrücktem Qi führen –, die Redensart »Durch Zorn bestrafen wir uns selbst für die Fehler anderer« zu berücksichtigen und sich nicht von Kleinigkeiten reizen zu lassen. Dabei geht es nicht darum, keine Gereiztheit an den Tag zu legen, sondern darum, diese komplett zu verbannen. Versuchen Sie, gutmütiger und offener zu werden und sich Fehler und Unvollkommenheit der Personen aus Ihrem Umfeld nicht zu Herzen zu nehmen. Ist dies nicht möglich, so müssen Sie eine Entscheidung treffen: Arbeit oder Gesundheit.

Wie auch bei anderen chronischen Erkrankungen sollte zu Beginn das im Blut vorkommende Qi vermehrt werden. Stehen dem Körper genügend Kräfte zur Verfügung, so verbraucht er keine strategischen Vorräte (in der Leber gespeicherte Energie), und die Leberfunktion lässt sich Schritt für Schritt wiederherstellen. Daraufhin beginnt die Regeneration geschädigter Organe des Magen-Darm-Traktes.

Einmal saß ich bei einem Bankett neben einem Mann, dessen Stirn ausgeprägte Geheimratsecken »zierten« – die davon zeugen, dass das Leber-Qi nach oben strömt. Vorsichtig fragte ich meinen Nachbarn, ob er denn leicht reizbar sei. Noch bevor er etwas hätte sagen können, erwiderten seine neben ihm sitzenden Kollegen eilig anstelle von ihm: »Mitnichten! Er hat einen wunderbaren Charakter!« Mir war sofort klar, dass dieser Mensch an einem Geschwür leiden musste. Weshalb? Ganz einfach: Geheimratsecken zeugen von Leberproblemen, das heißt, der Mensch ist leicht reizbar. Die Leute aus seiner Umgebung halten ihn jedoch für einen wunderbaren Menschen, das heißt, er hat es gelernt, seine Gereiztheit zu verbergen und den Ärger in sich hineinzufressen, was direkt zu einer Schädigung des Magens führt.

Von dieser Krankheit sind insbesondere äußerlich ruhige, doch innerlich angespannte Menschen betroffen. Häufig können sie ihrer Gereiztheit weder bei der Arbeit noch zu Hause freien Lauf lassen, sie »geben kein Sterbenswörtchen von sich«, wie der Volksmund sagt. Sogar in der eigenen Familie spielen sie eine unterwürfige Rolle, während sie bei ihrem Vorgesetzten andauernd als Sündenbock herhalten müssen. Oder sie sind aufgrund ihrer Tätigkeit dazu verpflichtet, sich jeden Tag mit einem breiten Lächeln mit Kunden und Käufern zu unterhalten.

Ein beginnender Anfall lässt sich leicht am Gesicht eines Kranken feststellen, denn in diesem Moment nehmen die Nasenflügel eine rote Färbung an. Werden diese Anzeichen immer offensichtlicher und die Rötung immer intensiver, so lässt dies auf eine Verschlechterung des Zustands schließen, und es kann zu Magenblutungen kommen.

Zur Überwindung der Anfälle ist eine gewisse Zeit nötig. Es ist nicht möglich, das durch Gereiztheit hervorgerufene Feuer in der Leber mit einem Mal loszuwerden. Zunächst muss die Körperenergie gesteigert, nach Möglichkeit die eigene Lebenseinstellung geändert und versucht werden, die Unvollkommenheit der Welt ohne Reizungen hinzunehmen. Zudem sollte man lernen, sich zu freuen. Wenn es sein muss, sollten die Arbeitsstelle und vielleicht sogar das familiäre Umfeld gewechselt werden. Man kann auch versuchen, mithilfe einer Religion im Glauben eine Stütze für die eigene Seele zu finden, vom Standpunkt des Glaubens aus auf das Treiben und die Vergänglichkeit allen irdischen Seins blicken und den Kampf gegen die Krankheit als Weg zur eigenen Vollkommenheit betrachten.

Wenn die Leber nicht in Ordnung ist, wird der Mensch zunehmend gereizt, und umgekehrt hat Gereiztheit negative Folgen auf den Zustand der Leber. Und je mehr der Mensch sich ärgert, umso ernster wird die Krankheit. Eine Arzneimitteltherapie und die Mittel der TCM erweisen sich im Kampf gegen eine von menschlichen Emotionen verursachte Krankheit als wenig effizient. Der wirkungsvollste Ansatz besteht darin, die eigene Stimmung und die Lebenseinstellung zu verändern.

Auswuchs von Knochengewebe

Der Auswuchs von Knochengewebe gehört zu den Erkrankungen, denen die moderne Medizin machtlos gegenübersteht. Auch wenn die Krankheit nicht lebensbedrohlich ist, so führt sie doch zu kaum erträglichen Schmerzen und ist damit äußerst unangenehm.

Analyse der Krankheitsursachen

Unsere Knochen sind die Stützkonstruktion unseres Körpers. Doch die Wirbelsäule hält nur den vertikalen Belastungen stand, horizontale Belastungen können die Knochen nur mit Unterstützung der Muskeln aushalten. Ohne diese Unterstützung würden sie auseinanderfallen wie ein Skelett im Biologielehrsaal. Fällt die Menge an verfügbarem

Blut und Qi auf ein bestimmtes Niveau, werden die Muskeln von da an schlecht mit Blut versorgt und können ihrer Aufgabe, die Knochen zu unterstützen und miteinander zu verbinden, nicht mehr gerecht werden. Dann beginnen einige Knochen von der richtigen Position im Körper abzuweichen. Um dieses Problem in den Griff zu bekommen, ersetzt unser intelligentes System der Eigendiagnostik und Selbstheilung die fehlende Muskelunterstützung an der Verbindungsstelle zwischen den Knochen durch Knochenwuchs. So kommt es zu Knochenneubildungen oder *Osteophyten*.

Der Auswuchs von Knochengewebe ist auch nach einer Verletzung möglich. In diesem Fall sind die in diesem Buch vorgeschlagenen Methoden wirkungslos, hier kann aber ein guter Osteopath helfen.

Behandlungsansatz

Wie bei allen anderen chronischen Erkrankungen müssen die Erhöhung des Niveaus an Blut und Qi, die Vermehrung der Blutmenge und die Verbesserung des Funktionszustandes des Herzens eine Schlüsselrolle bei der Genesung spielen. Wird ein ausreichendes Niveau an Blut und Qi erreicht, werden die Muskeln reichlich mit Blut versorgt und können ihre Funktion als Verbindungselement der Knochenkonstruktion erneut wahrnehmen. Dann kann der Körper nutzlose Knochenneubildungen selbstständig Schritt für Schritt beseitigen und die Krankheit schließlich überwinden. Mit anderen Worten: Der Auswuchs von Knochengewebe ist keine

Erkrankung, sondern lediglich eine Folge sinkender Körperenergie, eine Reaktion des Körpers auf die durch unzureichende Energie hervorgerufenen Herausforderungen.

Daher ist der Behandlungsansatz ganz einfach: Wiederherstellung normaler Körperenergie, Beklopfen des Gallenblasenmeridians, guter Schlaf zur rechten Zeit und Gewährleistung einer normalen Blutversorgung der Muskelmasse. Der Körper wird dann auf natürlichem Wege mit dem Problem fertig.

Nierenversagen (Urämie)

Heutzutage gibt es in praktisch jeder Familie einen Wasserfilter der einen oder anderen Bauart. Läuft kein Wasser durch den Filter, so überprüfen wir normalerweise, ob wir vielleicht das Wasser ausgeschaltet haben. Kaum jemand denkt daran, dass der Filter kaputt sein könnte, denn wir alle wissen, dass ein Filter eine überaus simple Konstruktion ist, in der das Wasser durch spezielle Einlagestücke läuft und von Verschmutzungen gereinigt wird. Was soll denn da kaputtgehen? Die Nieren sind mit einem solchen Filter in etwa vergleichbar. In den Nieren wird allerdings kein Wasser, sondern Blut gereinigt.

Wer an Urämie leidet, kann Giftstoffe nicht auf natürlichem Wege über den Urin ausleiten, die Endprodukte des Stoffwechsels gelangen ins Blut, und es kommt zu einer Selbstvergiftung des Körpers. Helfen kann da nur eine *Hämodialyse*, eine künstliche Blutreinigung. Zunächst wird diese einmal wöchentlich durchgeführt, nach einiger Zeit zweimal pro Woche, dann dreimal. Letzten Endes bleibt nur die Hoffnung auf eine Nierentransplantation, doch leider können nicht alle so lange warten.

Wenn wir bei Patienten eine Tuina-Massage durchführen, empfinden sie einen sehr starken Schmerz, wenn man die Zonen berührt, an denen die Meridiane der Organe verlaufen, von denen sie geplagt werden. Führen wir jedoch bei Personen, bei denen eine Urämie diagnostiziert wurde, eine Massage durch, so nimmt die Mehrheit der Patienten die Massage des Nierenmeridianbereichs nicht als unangenehm wahr. Auch bei Anwendung anderer Diagnoseverfahren aus dem Arsenal der TCM lassen sich hinsichtlich der Nieren keine Probleme feststellen. Dafür treten Anzeichen einer Pathologie der Lunge auf.

Nachdem ich eine gewisse Erfahrung gesammelt und die Krankengeschichte zahlreicher Patienten analysiert hatte, stellte ich fest, dass die Ursache einer Urämie bei Weitem nicht in den Nieren, sondern in der Verringerung der Gesamtmenge an Blut zu suchen ist. Was von der westlichen Medizin als Nierenversagen oder Nierenfehlbildung *(Dysplasie)* klassifiziert wird, ist das Ergebnis und nicht die Ursache der Erkrankung, die zur Nierenfunktionsstörung führt. Dies kann wiederum zwei Ursachen haben: eine unzureichende Blutversorgung der Nieren und eine Nierenschädigung.

Wie ein Wasserfilter sind auch die Nieren ein Organ, das sich nicht so einfach aus dem Gleichgewicht bringen lässt. Wenn der Urin jedoch farblos wird, seine Menge abnimmt und eine Untersuchung der Nieren ungewöhnliche Werte ergibt, so zieht der Arzt daraus den Schluss, dass die Nieren das Problem darstellen. Nicht ein Arzt kommt zu der Annahme, dass das Problem auf einer unzureichenden Blutversorgung der Nieren beruhen könnte. Der Grund dafür ist die Tatsache, dass Blutarmut heutzutage anhand des Erythrozytenspiegels festgestellt wird – dieser stellt jedoch keinen objektiven Indikator der Gesamtmenge an Blut dar. Deshalb geht der Arzt davon aus, dass die Gesamtmenge an Blut im Normbereich liegt und es daher nicht sein kann, dass die Nieren unzureichend mit Blut versorgt werden. Aufgrund einer solchen Herangehensweise an die Krankheit konzentriert nun die moderne Medizin ihre Anstrengungen nicht auf eine Erhöhung der Blutmenge, sondern kommt zu dem Schluss, die Krankheitsursache sei unbekannt, weshalb sich nur die Folgen bekämpfen ließen. Die Bemühungen der Ärzte zielen auf die Abwehr einer raschen Zustandsverschlechterung des Patienten ab und nicht auf den Kampf gegen die tatsächliche Leidensursache.

Farbloser Urin in abnehmender Menge oder dessen vollständiges Ausbleiben stellt das Hauptanzeichen eines Nierenversagens dar. Giftstoffe und Schlacken können nicht aus dem Körper ausgeschieden werden. Vor dem Hintergrund dieser Indikatoren schließt der Arzt auf eine Nierenfunktionsstörung oder *Nierendysplasie*.

Geht man vom Standpunkt der TCM aus an das Problem heran, so muss die abnehmende Menge an Urin und dessen Durchsichtigkeit im Zusammenhang mit dem Wassersystem des Körpers analysiert werden. Laut Ansicht der TCM ist die Lunge das Organ, in dem Wasser entsteht, und aus der

Lunge wird frisches Wasser zu allen anderen Organen transportiert. Damit ist sie einem städtischen Wasserturm ähnlich, der alle Häuser und Unternehmen im Bezirk mit Wasser versorgt. Für den Transport von Flüssigkeiten im Körper ist die Milz zuständig (das Wasser zirkuliert zusammen mit dem Blut im Körper, wobei das Blut Transportmedium des Wassers ist). Die Milz sorgt dafür, dass gebrauchtes Wasser zu den Nieren transportiert wird (etwa so, wie wir schmutziges Wasser ins Waschbecken schütten, worauf dieses ins städtische Sammelbecken gelangt). Die Nieren filtern schmutziges Wasser heraus und befördern es weiter zur Gallenblase, über die es schließlich aus dem Körper ausgeleitet wird.

Das Blut spielt bei diesem Prozess die Rolle des Transportmediums und Beförderers. Ganz gleich, ob das Wasser sauber oder schmutzig ist, wenn es von einem Ort an einen anderen transportiert werden muss, gelangt es in jedem Fall zunächst ins Blut, welches seine Beförderung an den Bestimmungsort gewährleistet. Leiten die Nieren am Ende dieses Wasseraustauschsystems den Harn nicht zur Harnblase weiter, so können dafür mehrere Gründe vorliegen. Eine unzureichende Blutmenge zum Beispiel. In diesem aus drei Schlüsselelementen – Lunge (produziert Wasser), Milz (befördert Wasser) und Nieren (leiten Wasser aus) – bestehenden System ist das Blut das Transportmedium des Wassers.

Bei einer unzureichenden Blutmenge sollte man zur Sicherstellung der lebenswichtigen Funktion des Blutkreislaufs zunächst für gut gefüllte Blutgefäße Sorge tragen. Andernfalls kann es sein, dass sämtliche Organe zunehmend schlecht mit Blut versorgt werden. Dadurch wird der Funktionszustand der drei Organe des Wasserversorgungssystems geschwächt, was zu einer insgesamt sinkenden Fähigkeit des Körpers zur Wasseraufnahme führt und die Blutzirkulation in allen seinen Teilen schwächt. Der Körper verbraucht weniger Wasser, und dementsprechend nimmt auch die Harnmenge ab. Bei der Mehrzahl der Betroffenen stellt gerade die geringe im Körper vorhandene Blutmenge ein Problem dar. Daneben können auch Probleme mit dem Funktionszustand eines der drei Organe des Wasserversorgungssystems – Lunge, Milz oder Nieren – zu einer sinkenden Harnmenge führen.

Liegt ein verminderter Funktionszustand der Lunge vor, kann diese kein sauberes, frisches Wasser zur Sicherstellung der Funktion der inneren Organe produzieren. Kaum haben solche Menschen ein Glas Flüssigkeit zu sich genommen, rennen sie sofort auf die Toilette, wobei ihr Urin durchsichtig wie Wasser ist. Dies zeugt davon, dass das Wasser überhaupt nicht zu den inneren Organen gelangt ist.

Gibt es ein Problem mit der Milz, so transportiert diese das verbrauchte Wasser nicht mehr zu den Nieren. In diesem Fall kommen an zahlreichen Körperstellen Ödeme zum Vorschein, da sich das verbrauchte Wasser mit Schlacken im Inneren des Körper ablagert. Oder es liegt tatsächlich ein Problem mit den Nieren vor, die die Flüssigkeit nicht aus dem Körper ausleiten. Solche Menschen haben normalerweise im Bereich der Taille eine große Körperfülle, das heißt, die Flüssigkeit wird in den unteren Bereich des Oberkörpers transportiert und verbleibt dort.

Unabhängig davon, welche dieser Ursachen die Krankheit hervorgerufen hat, stellt die Wurzel des Problems eine insgesamt unzureichende Blutmenge dar. Daher ist, wenn das Niveau an Blut und Qi nicht erhöht werden kann, zumindest eine Erhöhung der Gesamtmenge des Blutes der richtige Behandlungsansatz.

Heutzutage stellt die Dialyse die wesentliche Form der Behandlung dar, bei der Wasser und Abfälle dem Blut entzogen werden. Ein Apparat übernimmt also die Nierenfunktion und leitet gebrauchtes Wasser aus dem Körper. Dies ist in Wirklichkeit keine Heilung, sondern lediglich die Anerkennung des Umstands, dass die Nieren ihrer Aufgabe nicht nachkommen, nicht geheilt werden und nur durch einen Apparat ersetzt werden können. Der Apparat kann jedoch nur einige Nierenfunktionen übernehmen, er ist nicht in der Lage, sie vollständig zu ersetzen. Daher wird der Körper allmählich schwächer und zerstört sich selbst.

Bei einer solchen »Heilung« verliert das Blut viel Wasser, der Körper kann die Funktion der Lunge aber dahingehend regulieren, dass sie mehr Wasser produziert, wodurch die Lunge jedoch stärker belastet wird. Bei vielen Kranken treten nach einer Dialyse Anzeichen von Hitze in der Lunge auf, und sie können schlechter einschlafen. In der Folge wird die Lunge nicht mehr mit der Überlastung fertig, und es kommt zu deren Kollaps. Daher wird die Haut der Patienten, die eine Dialyse durchlaufen, mit der Zeit immer trockener und dunkler (der TCM zufolge ist die Lunge für den Hautzustand verantwortlich).

Urämie-Patienten können infolge des aus dem Gleichgewicht geratenen Zustands der inneren Organe nur schlecht Nährstoffe aufnehmen und sie leiden an Schlafstörungen.

Außerdem ist der Funktionszustand sämtlicher Organe zu niedrig, wobei die Arzneimitteltherapie eine zusätzliche Belastung für sie darstellt. Im Hinblick auf eine Verbesserung der Gesamtkonstitution muss dem Patienten geholfen werden, zu einem normalen Tagesablauf zurückzukehren, und durch Meridianmassagen müssen die Harmonie der inneren Organe wiederhergestellt, die Schlafqualität verbessert und die Nährstoffresorption stimuliert werden.

Bei der Zustandskontrolle eines Kranken wird heutzutage der Kreatininwert als Indikator herangezogen. Nach einer Verbesserung der Gesamtkonstitution mithilfe der oben aufgezählten Methoden stabilisiert sich dieser Wert allerdings nicht, vielmehr springt er hin und her. Ich habe den Eindruck, dass er die Änderung der Konstitution eines Kranken nicht vollständig wiedergeben kann. Ein Patient konnte sich vor Beginn der Therapie kaum bewegen, sein Kreatininwert lag bei 565 mmol/l. Nach einer zweiwöchigen Behandlung in unserer Klinik fing er an, das Bett zu verlassen und zu gehen, er sah zunehmend besser aus und seine Kräfte mehrten sich, das heißt, sein Zustand besserte sich objektiv. Der Kreatininwert änderte sich jedoch ständig, mal stieg er, mal sank er. Hätte man nach dieser Analyse urteilen müssen, so hätte man anmerken müssen, dass sich offensichtlich keine Verbesserung einstellt. Erst nach einem relativ langen Behandlungszeitraum ließ sich eine Tendenz zur stabilen Reduzierung des Wertes erkennen.

Ich denke, dass viele Gründe für die großen Sprünge des Kreatininwertes verantwortlich sein können. Einen Grund stellen die infolge der eingeschränkten Fähigkeit zur Harnausleitung im Körper angestauten Giftstoffe dar. Ein weiterer Grund könnte darin bestehen, dass sich nach einer Erhöhung der Menge an verfügbarem Blut und Qi im Zuge der Behandlung auch die Fähigkeit des Körpers zur Ausleitung angesammelter Giftstoffe verbessert. Diese gelangen ins Blut, woraufhin der Kreatininwert ansteigt. Ein hoher Wert vor und nach einer Behandlung ist auf völlig unterschiedliche Ursachen zurückzuführen.

Wendet man die Methoden der TCM an, lässt sich das energetische Niveau des Körpers ohne Erhöhung der Arzneimitteldosis, welche die inneren Organe zusätzlich belasten würde, auf ein Level erhöhen, bei dem der Körper die eigenen Selbstheilungs- und Regenerationssysteme in Gang setzen kann. Was die Medikamente betrifft, möchte ich sagen, dass der Patient sie weiterhin einnehmen sollte, wenn sie seinen Schlaf nicht beeinflussen und keine Überregung hervorrufen. Es gibt keinen Grund, einen Kranken einem unnötigen Risiko auszusetzen, außerdem fühlt er sich so selbst ruhiger.

Behandlungsansatz bei Urämie-Patienten

Da es sich um eine sehr schwere Krankheit handelt, die überdies eine regelmäßige Dialyse erfordert, sollte man sich unter keinen Umständen einer Behandlung nach westlichem Ansatz verweigern und sich von einem Spezialisten der westlichen Medizin beobachten lassen.

Der Genesungsprozess wird in mehrere Phasen unterteilt. In der ersten Phase sollte man sich auf die Erhöhung der Menge an verfügbarem Blut und Qi konzentrieren, das heißt den Gallenblasenmeridian abklopfen und früh zu Bett gehen. Frühes Einschlafen fällt Urämie-Patienten am schwersten, besonders an den Tagen, an denen man sich einer Dialyse unterziehen musste. Wurde dem Blut bei diesem Vorgang zu viel Wasser entzogen, beginnen die Nieren auf Hochtouren zu arbeiten; in ihnen entsteht Hitze, die einen normalen Schlaf verhindert. Nach Möglichkeit sollte man sich mit dem Arzt dahingehend absprechen, dass die Menge ausgeleiteter Flüssigkeit in vernünftigem Rahmen auf ein Minimum reduziert wird. Im Idealfall findet die Hämodialyse in der ersten Tageshälfte statt. Ist dies nicht möglich, müssen die an den Dialysetagen verlorenen Stunden optimaler Schlafqualität an anderen Tagen nachgeholt werden. Man muss also sehr früh ins Bett gehen, zwischen sieben und acht Uhr.

Durch den hier vorgestellten Genesungsansatz ergeben sich keinerlei Widersprüche zu Behandlungen nach westlichem Muster; es ist daher nicht erforderlich, die Einnahme der gewohnten Arzneimittel zu verweigern. Nur wenn die Medikamente ein normales Einschlafen behindern, sollte der Arzt darum gebeten werden, sie durch andere zu ersetzen oder die Dosis zu verringern. Frühes Einschlafen ist für die Verbesserung des Zustands solcher Kranken besonders wichtig und ein Schlüsselfaktor dafür, dass mit der Zeit Hoffnung auf Genesung aufkommt.

Wenn Sie meinen Empfehlungen Schritt für Schritt Folge leisten, fängt das Niveau von Blut und Qi zu steigen an, woraufhin sich der Körper mit Problemen auseinanderzusetzen beginnt, für die er zuvor einfach nicht genug Kraft hatte. Und so können auch neue schmerzhafte Symptome auftreten. Welche das genau sind, lässt sich nur schwer vorhersagen, jeder Mensch ist anders. Am häufigsten lässt sich ein unerwarteter Anstieg der Körpertemperatur beobachten.

Im Allgemeinen liegt die letzte Fiebererkrankung bei Urämie-Patienten sehr lange zurück. Dies zeugt allerdings nicht davon, dass sie über einen guten Gesundheitszustand verfügten, sondern davon, dass ihr Körper keine Kraft zum Bekämpfen von Krankheiten hatte. In unserem Fall ist ein Temperaturanstieg ein gutes Zeichen, das auf eine gestiegene Körperenergie schließen lässt. Der Kranke sollte sich darüber freuen. Ein Temperaturanstieg kann aber auch dann eintreten, wenn die Körperenergie auf ein kritisches Niveau gefallen und die inneren Organe außer Kontrolle geraten sind. In diesem Fall besteht natürlich kein Grund zur Freude. Man sollte unbedingt lernen, die Ausrichtung von Prozessen im Organismus zu unterscheiden, denn wir sehen, dass die Anzeichen häufig ähnlich sind.

Bei Urämie-Patienten, die meine Methode befolgen, können im Zuge der Genesung sehr schwere Symptome auftreten. Daher empfehle ich, einen TCM-Spezialisten aufzusuchen und sich von diesem eine entsprechende Unterstützungstherapie verordnen zu lassen. Besteht eine solche Möglichkeit nicht, so halten Sie sich dennoch an die Behandlungsempfehlungen – klopfen Sie den Gallenblasenmeridian ab, und massieren Sie den Perikardmeridian. Führen Sie zusätzlich eine saisonale Massage der Kanäle durch, das heißt, massieren Sie zu den entsprechenden Jahreszeiten den Meridian des Organs, das zu dieser bestimmten Jahreszeit besonders beansprucht wird. Achten Sie im Frühjahr explizit auf den Lebermeridian, und stärken Sie im Sommer Ihr Herz. Wenden Sie sich im Herbst dem Lungen- und im Winter dem Nierenmeridian zu.

Im Zuge der Genesung kann es zu einer Gewichtszunahme kommen (infolge der gestiegenen Blutmenge), und die Haut wird heller – dies sind Anzeichen einer verbesserten Gesamtkonstitution. Was den zuvor erwähnten Kreatininwert betrifft, so springt er am Anfang zwar hin und her, wenn Sie sich jedoch an meine Anleitungen halten, lässt sich nach circa einem Monat eine sinkende Tendenz erkennen.

Ich habe mehrere Patienten mit Urämie beobachtet und die Unterstützungstherapie nach TCM-Methoden kontrolliert – die Ergebnisse geben Anlass zur Hoffnung. Die Patienten haben die Erkrankung zwar noch nicht vollständig überwunden, es ist jedoch definitiv keine Verschlechterung des Zustands eingetreten, vielmehr liegen Anzeichen einer allmählichen Verbesserung vor.

Diabetes

Wie bei der Urämie sollen zunächst die für die Entstehung der Krankheit verantwortlichen Ursachen analysiert werden. Erst im Wissen um die Wurzel der Erkrankung kann man versuchen, einen Weg zu ihrer Bekämpfung zu finden.

Diabetes ist seit jeher schwer heilbar. Heutzutage ist man in medizinischen Kreisen der Meinung, dass der Zucker im Blut aufgrund von Problemen mit der Bauchspeicheldrüse außer Kontrolle gerät und dass sich normale Zuckerwerte nur durch Arzneimittel oder Insulininjektionen aufrechterhalten lassen. Wie im Falle der Dialyse bei einer Urämie sind Insulininjektionen ein Anerkennen des Umstands, dass der Körper die Fähigkeit, die Funktion der Bauchspeicheldrüse zu kontrollieren, für immer eingebüßt hat, weshalb ihre Funktionen künstlich ersetzt werden müssen. Die Krankheit gilt also prinzipiell als unheilbar.

Analysiert man die Ursachen der Krankheit vom Standpunkt der TCM aus, so wird klar, dass der Körper, sofern er über einen längeren Zeitraum nicht in der Lage war, verbrauchtes Blut und Qi in ausreichendem Maße zu ersetzen, gezwungenermaßen auf strategische Nährstoffreserven zugreift. In der TCM wird ein solches Energieniveau des Körpers als »Mangel an Yin« und der Verbrauch gespeicherter Energie als »Huo« (Feuer) bezeichnet. Daher wird von einem chinesischen Arzt normalerweise die Diagnose »Mangel an Yin und starkes Feuer« gestellt. In dieser Phase geht die Blutmenge in den Organen Schritt für Schritt zurück, und auch die Menge an Knochenmark beginnt sich zu reduzieren. Die Vorräte sind früher oder später aufgebraucht, und wenn der Körper den Zustand »Mangel an Yin und Yang« erreicht, so bedeutet dies, dass »Huo« – ein von strategischen Reserven gespeister Organismus – nicht mehr möglich ist.

Sinkt die Körperenergie unter diese Grenze und sind die Vorräte aufgebraucht, bleibt nur noch die Möglichkeit, dem Gewebe und den Organen Energie zu nehmen. Dazu kann der Organismus eine bestimmte Substanz erzeugen, die es ihm ermöglicht, Muskelgewebe abzubauen und daraus

Zucker als alternative Energiequelle herzustellen. Da dieser Zucker sofort eingesetzt und verbraucht wird, lässt sich weder in den Blutgefäßen noch im Urin Zuckerüberschuss feststellen. Wird in dieser Phase eine Untersuchung der Blutzuckerwerte vorgenommen, so lassen sich keine Anzeichen eines Diabetes erkennen. Als einziges Krankheitssymptom lässt sich zu dieser Zeit ein allmählicher Rückgang der Muskelmasse beobachten, was sich jedoch nur anhand einer speziellen Untersuchung feststellen lässt, denn der Kranke merkt selbst nichts davon. Er fühlt lediglich, dass seine Kräfte nachlassen, und beruhigt sich damit, dass sich schlicht das Alter bemerkbar macht.

Infolge des Verbrauchs strategischer Energievorräte (Feuer) treten Apathie und Kraftlosigkeit an die Stelle eines euphorischen und angeregten Zustands. Fiel es einem solchen Menschen früher schwer, zur Ruhe zu kommen und einzuschlafen, so fühlt er sich nun ständig schläfrig und möchte immer länger schlafen. Doch auch davon lässt sich der Mensch kaum beunruhigen, er meint, das Ganze stelle eine normale Alterserscheinung dar.

Nach einer Normalisierung des Schlafs erhält der Körper auf natürlichem Wege mehr Energie und bildet in der Folge mehr Blut. Wenn der Organismus jedoch schon damit begonnen hat, Energie aus dem Notvorrat (der Muskelmasse) herzustellen, wird nun ein Teil des hergestellten Zuckers überflüssig. Werden in dieser Phase die Zuckerwerte untersucht, erhält man einen erhöhten Wert, denn der Körper versucht, überschüssigen Zucker auszuleiten, und auch eine Harnanalyse führt zu beunruhigenden Ergebnissen: Der Urin enthält Zucker, folglich hat der Diabetes begonnen.

Dieser Gedanke soll nun anhand einiger Annahmen erläutert werden. Nehmen wir einmal an, der Körper müsse 100 Einheiten Eiweiß verbrauchen (wir gehen davon aus, dass Eiweiß die normale Energiequelle darstellt). Wegen seiner reduzierten Fähigkeit zur Aufnahme von Nährstoffen und des Schlafmangels ist der Körper lediglich in der Lage, 50 Einheiten Eiweiß herzustellen. Um eine normale Funktion zu gewährleisten, hat er eine bestimmte, zum Abbau von Muskelgewebe fähige Substanz fermentiert und 50 Einheiten Zucker produziert, um den Eiweißmangel auszugleichen. Da der gesamte hergestellte Zucker augenblicklich verwendet wird, lässt sich im Blut keine erhöhte Konzentration feststellen. Als sich der Körper zur Herstellung von Zucker entschloss, konnte er die Funktion der endokrinen Drüsen selbstständig dahingehend regulieren, dass sich der Mensch erschöpft fühlte und früher zu Bett ging, wodurch die Voraussetzungen für eine normale Funktion des Blutbildungssystems geschaffen wurden. Es handelte sich also um Selbsterhaltungsmaßnahmen. Der Mensch fing an, mehr zu schlafen, und die Menge an natürlich produziertem Eiweiß stieg auf, sagen wir, 80 Einheiten Eiweiß an. In diesem Fall wäre die Herstellung von lediglich 20 Einheiten Zucker ausreichend. Der Körper kann den bereits in Gang gesetzten Prozess jedoch nicht in so kurzer Zeit regulieren oder will eine Zeit lang beobachten, ob tatsächlich kein Bedarf mehr nach der Herstellung einer solchen Zuckermenge besteht. Und in der Zeit, in der der Körper als Beobachter auftritt und vor einer endgültigen Entscheidung über die Aufhebung des vorhergehenden Befehls noch abwarten möchte, produziert er weiterhin 50 Einheiten Zucker, von denen 30 Einheiten überflüssig sind und daher mit dem Urin ausgeschieden werden.

Wenn der Mensch nun ein Krankenhaus aufsucht, wird dort ein erhöhter Blutzuckerwert festgestellt und entsprechend der Denkweise der modernen Medizin die Diagnose »Diabetes« gestellt. Dem Kranken wird vorgeschrieben, Diät zu halten und den Genuss einiger Lebensmittel einzuschränken, das heißt, die Aufnahme von Nährstoffen in den Organismus wird reduziert. In diesem Moment kann der Körper aufgrund des Nährstoffmangels die 80 Einheiten des von ihm benötigten Eiweißes aber nicht herstellen, und seine Kapazität sinkt einmal mehr auf 50 Einheiten. Der Blutzuckerwert liegt wieder im Normbereich, was den Arzt auf eine Genesung des Patienten schließen lässt. In Wirklichkeit wird so jedoch die dem Körper eigene Tendenz, auf ein höheres energetisches Niveau überzugehen, zerstört, und er kehrt auf ein niedriges Niveau zurück. Der natürliche Selbstheilungsprozess wird von der Medizin faktisch unterbrochen.

Würden sich die Ärzte nicht einmischen und der Mensch keine Arzneimittel einnehmen, sich normal ernähren und gut schlafen, würden die Fähigkeit des Körpers zur Nährstoffresorption und die Menge an produziertem Eiweiß steigen, und der Körper müsste nicht länger Muskelmasse abbauen. Nach einer gewissen Zeit würde die Menge an verfügbarem Blut und Qi steigen, der Organismus würde auf ein höheres energetisches Niveau übergehen, und die Gesundheit würde zurückkehren.

Die Medizin geht heute davon aus, dass falsche Ernährung, ein Übermaß an Süßigkeiten und Völlerei für die Entstehung von Diabetes ursächlich sind. Dem Kranken wird, sobald die Diagnose »Diabetes« gestellt wurde, eine Änderung seiner Ernährungsgewohnheiten abverlangt. Das Problem der schlechten Nährstoffaufnahme wurde nicht gelöst, nun kommen auch noch Einschränkungen bei der Ernährung hinzu – die Situation wird dadurch weiter verschlimmert.

Die Spezialisten der westlichen Medizin, deren Tätigkeit sich nach dem Grundsatz »Tut der Kopf weh, dann behandle den Kopf, tut das Bein weh, dann behandle das Bein« richtet, kommen, sofern sich der Patient beim Krankenhausbesuch über allgemeines Unbehagen beschwert und die Analysen einen hohen Zuckerspiegel im Blut und im Urin ergeben, sofort zu dem Schluss, dass der Patient viel Süßes zu sich nimmt. Es steht jedoch nicht fest, dass der im Blut enthaltene Zucker und der mit der Nahrung aufgenommene Zucker identisch sind. Eine solche Sichtweise beruht auf unzureichendem Vertrauen in die Weisheit des Körpers. Wer viel Zucker gegessen hat, bei dem ist auch Zucker im Urin und im Blut, meinen die Ärzte und vergessen dabei, welch kompliziertes Chemielabor der menschliche Körper darstellt.

Ist der Organismus schnell auf ein bestimmtes Element angewiesen, kann er die geschmacklichen Gelüste eines Menschen augenblicklich ändern. Möglicherweise entwickeln die Menschen Lust auf Süßes, weil sich ihre Energievorräte auf einem niedrigen Niveau befinden, und mit Zucker lässt sich am einfachsten Energie erzeugen. Selbst wenn ein Mensch zu viel Süßes gegessen hat, wird der Körper überschüssigen Zucker automatisch los.

Die Vorgaben, Diät zu halten und die Kalorienzufuhr zu senken, führen dazu, dass die Werte schließlich in den Normbereich zurückkehren. Faktisch ist der Körper aufgrund der unzureichenden Nährstoffzufuhr gezwungen, weiterhin Muskelmasse abzubauen, während die Körperenergie weiter abnimmt und die Gesundheit zerstört wird. Der Patient hält krampfhaft an der Diät fest, doch die Menge an verfügbarem Blut und Qi sinkt weiter und es treten Anzeichen neuer Erkrankungen auf. Gelangt immer weniger Blut in den unteren Körperbereich, treten Schmerzen in den Beinen auf, die daraufhin schwarz werden und schließlich amputiert werden müssen. Gelangt nicht genügend Blut zu den Augen, verliert der Mensch sein Sehvermögen und danach auch sein Leben.

Auf der Suche nach einer Lösung für das Diabetesproblem finden zahlreiche Untersuchungen statt, doch sie haben scheinbar durchweg die Kontrolle des Blutzuckerspiegels zum Ziel. Noch hat keiner der Forscher versucht, das Blutzuckerproblem vom Standpunkt der chinesischen Medizin aus zu betrachten.

Heilungsansatz bei Diabeteskranken

Wie bereits erläutert, lässt Diabetes auf ein zu niedriges Niveau an Blut und Qi schließen. Deswegen sollte wie auch bei anderen Krankheiten mit einer Erhöhung des energetischen Status begonnen werden: Frühes Einschlafen sollte auf die Tagesordnung gesetzt und der Gallenblasenmeridian regelmäßig abgeklopft werden.

Im Zuge der steigenden Menge an verfügbarem Blut und Qi steigt nach der Erhöhung der auf natürlichem Wege erzeugten Energie auch der Zuckerspiegel zunächst an und beginnt erst nach Erreichen eines bestimmten Niveaus allmählich wieder zu sinken, bis er schließlich Normalwerte erreicht. Wer dieses Phänomen begriffen hat, sollte sich keine allzu großen Sorgen um schlechte Analysewerte machen. Verlassen Sie sich auf Ihr eigenes Gefühl und konzentrieren Sie sich auf den Kraftzugewinn und die schrittweise Genesung des Körpers.

Während des Genesungsprozesses kann der Körper mit der bereits seit Langem aufgeschobenen Ausleitung angesammelter Abfälle beginnen und nicht ausgeheilte Krankheiten endgültig beheben. In dieser Phase können unverständliche Symptome auftreten, die besser unter der Aufsicht eines erfahrenen Arztes der chinesischen Medizin erörtert werden sollten. Halten Sie sich jedoch auch dann, wenn Sie keinen guten Arzt finden können, unbedingt an die in diesem Buch aufgezeigten Genesungsregeln, sammeln Sie Energie an und unterstützen Sie die Herzfunktion durch Massieren des Perikardmeridians. Stimulieren Sie zu den verschiedenen Jahreszeiten die Kanäle der in einer bestimmten Phase jeweils aktiven Organe so, wie es im Abschnitt über Urämie beschrieben wurde.

Ein Spezialist der chinesischen Medizin kann Diabetes mittels eines gewöhnlichen Händedrucks erkennen – die Hände von Diabeteskranken sind schwach und weich, da die Muskelmasse bereits massiven Angriffen ausgesetzt war. (Im Laufe meiner klinischen Beobachtungen konnte ich bei allen Diabetespatienten eine zu niedrige Muskelmasse feststellen.) Dennoch lässt eine Blutanalyse häufig noch keine hohen Blutzuckerwerte erkennen. Nach einer zwei- bis dreimonatigen Regenerationszeit nach meiner Methode stellt die Analyse jedoch einen erhöhten Blutzuckerspiegel fest. Wie bereits gesagt, durchlaufen nahezu alle Kranken eine Phase, in der der Zuckerspiegel im Blut ansteigt, und erst nach einiger Zeit beginnt dieser Wert allmählich wieder zu sinken.

Anhand meiner Beobachtungen habe ich mein eigenes, dem Ansatz der westlichen Medizin konträres Verständnis vom Wesen des Diabetes entwickelt. Sicherlich kann man hier von einem völlig neuen Ansatz sprechen. Nichtsdestotrotz ist es durch Befolgen meiner Methode möglich, die Krankheit zu verhindern oder eine bereits existierende Krankheit zu überwinden.

Tumorerkrankungen und Krebs

Der Statistik zufolge handelt es sich hierbei mit jährlich über acht Millionen Todesopfern um die beängstigendste Krankheit überhaupt. Schon die Diagnose klingt wie eine Verurteilung. Es ist nicht einfach, die Ursachen für die Entstehung von Krebs zu bestimmen. Sie unterscheiden sich in jungen Jahren und im Alter, und für die verschiedenen Arten der Erkrankung gibt es unterschiedliche Ursachen. Das Einzige, was all diesen Fällen gemein ist: Alle Erkrankten weisen ein zu niedriges Niveau an Blut und Qi auf. Außerdem sind für Krebs in der Regel psychologische Probleme mitverantwortlich. Allein mit einer Erhöhung des energetischen Niveaus wird sich die Krankheit nicht besiegen lassen.

In der Mehrzahl der Krebsfälle sind die Lebensgewohnheiten und der psychologische Zustand für die Krankheit ursächlich. Gehört man zu den Betroffenen, ist es am besten, den eigenen Lebenswandel komplett zu überdenken, sich zu entspannen und zu innerem Frieden zu kommen, dann besteht möglicherweise eine Chance auf Heilung. Manche Menschen, die sich Tumore operativ entfernen lassen und meinen, sie hätten das Schlimmste nun hinter sich, kehren alsbald zu ihrem gewohnten Lebenswandel und den Pflichten des Arbeitslebens zurück. Sie tauchen erneut ein in den Alltagsstress, und häufig dauert es nicht allzu lange, bis die Krankheit wieder ausbricht. Manche verhalten sich aber auch anders. Nachdem sie die Diagnose vernommen haben und den nahenden Tod fühlen, werfen sie ihr bisheriges Leben über den Haufen, lehnen eine Behandlung ab und ziehen sich in die Abgeschiedenheit zurück. Sie wollen ihre letzten Tage in Stille, Ruhe und Harmonie mit der Natur verbringen. Gerade in diesen Fällen kommt es immer wieder zu wundersamen Genesungen.

Der chinesische Schriftsteller und Nobelpreisträger Gao Xingjian dient hier als schillerndes Beispiel. Als er die Diagnose »Lungenkrebs« erhielt, ließ er alles stehen und liegen, kündigte seine Arbeit und begab sich in ein entlegenes Dorf im Nordwesten Chinas. Dort widmete er sich allein der Schriftstellerei und vergaß alles andere. Als er nach einigen Jahren in seine Heimatstadt zurückkehrte, konnte der Arzt keinerlei Anzeichen für Krebs bei ihm feststellen und meinte, die Diagnose sei vermutlich falsch gestellt worden, da eine solche Krankheit nicht von selbst verschwinde. Dennoch liegt hier wahrscheinlich kein ärztlicher Fehler vor, vielmehr spielt der Umstand eine Rolle, dass Gao Xingjian im Angesicht der Krankheit in der Lage war, sein bisheriges Leben komplett zu ändern, seinem Körper die Möglichkeit zu geben, wieder zu Kräften zu kommen, und das Leiden eigenständig zu besiegen.

In Amerika gibt es alternative Heilungszentren für Krebskranke. Im Rahmen der Behandlung nehmen die Patienten nur natürliche Lebensmittel mit ausgeglichener Ökobilanz zu sich, die sie aus eigenen Kräften anbauen. Diese Zentren befinden sich in ruhigen ländlichen Gegenden, wo die Menschen früh schlafen gehen und mit den Hühnern aufstehen. Als Arzneimittel kommen ausschließlich gesammelte Kräuter zum Einsatz. Die Heilungschancen in diesen Zentren sollen sehr hoch sein. Es lässt sich jedoch kaum eindeutig sagen, worauf der Heilungseffekt im Wesentlichen zurückgeht: auf die gesammelten Kräuter oder auf die Änderung des Lebenswandels.

Vom Standpunkt der Körperenergie aus möchte ich zwei Arten von Krebs voneinander trennen: Tumore und Krebszellen.

- *Tumore* gehen auf Giftstoffe und Schlacken zurück, die der Körper infolge eines niedrigen Niveaus an Blut und Qi nicht ausleiten kann und daher einlagert.
- Von Krebs*zellen* spricht man, weil sie faktisch Gewebe des menschlichen Körpers darstellen. Zellen sterben ab

und entstehen neu; wenn dem Körper jedoch nicht genügend Energie zur Verfügung steht, ist er nicht in der Lage, neue gesunde Zellen hervorzubringen. Dann entstehen defekte, vom Krebs befallene Zellen.

Laut Sichtweise der chinesischen Medizin streben die Organe und Systeme des Körpers nach Gleichgewicht. Daher beginnen in einer Phase niedriger Körperenergie, die in einem der Organe zur Entstehung von Krebszellen oder zur Ansammlung von Giftstoffen in Form eines Tumors geführt hat, auch andere Organe unweigerlich Krebszellen zu produzieren, oder es wachsen Tumore in ihnen. Zunächst lassen sich pathologische Veränderungen nur in einem oder zwei Organen feststellen, doch das energetische Niveau sinkt weiter, woraufhin nach und nach in allen Organen und Systemen pathologische Prozesse in Gang gesetzt werden. Dieser Prozess wird in der modernen Medizin als »Migration von Krebszellen« bezeichnet. Krebszellen stellen dem Körper eigenes Gewebe dar, welches an einer bestimmten Stelle existiert und nicht migrieren kann. Ein Krebsgeschwür kann sich zwar bewegen, weist aber an verschiedenen Körperstellen eine unterschiedliche Struktur auf. Die Migration haben sich Wissenschaftler vor dem Hintergrund ihrer in der Bakteriologie gesammelten Erfahrungen ausgedacht.

Beim momentanen Zustand der Medizin stellt die Krebsbehandlung per se eine große Bedrohung dar. Insbesondere wenn man sich die Analysen vor Augen führt, die als Grundlage der zu stellenden Diagnose dienen und die nicht in der Lage sind festzustellen, ob die im Organismus hervorgerufenen Änderungen letztlich zu einer Verbesserung oder Verschlechterung seines Zustands führen.

Nehmen wir einmal an, der Körper habe die Möglichkeit, die in einem Tumor konzentrierten Giftstoffe auszuleiten. Dafür muss er zunächst die Abfälle mit Feuchtigkeit anreichern und auflösen. In dieser Phase wird der Tumor natürlich größer, woraufhin der Arzt eine Zustandsverschlechterung feststellt. Nach einer ersten Biopsie, die als Grundlage der zu stellenden Diagnose dient, wird der weitere Zustand ausschließlich anhand der Größenänderung des Tumors bewertet. Daher kommt man in dem Moment, in dem sich der Körper auf den eigenständigen Kampf gegen den Tumor vorbereitet, leicht zu dem Schluss, es sei eine Verschlechterung eingetreten.

Zu den modernen Maßnahmen der Krebsbehandlung gehören Bestrahlung und Chemotherapie, mit denen der Tumor verkleinert werden soll. Ihnen liegt die Vorstellung zugrunde, die Größe des Tumors entspreche dem Grad der Erkrankung. In der Praxis hingegen wird durch diese Methoden möglicherweise das Ergebnis langwieriger Maßnahmen des Organismus, welcher die Abfälle an einem Ort zusammenträgt, zunichtegemacht. Die Anstrengungen stellen sich als umsonst heraus, und der Abfall ist erneut über den gesamten Organismus verteilt. Eventuell hatte dieser in einer Phase niedriger Körperenergie keine andere Wahl, als die Abfälle im Warten auf bessere Zeiten – in denen wieder Kräfte zur Ausleitung zur Verfügung stehen – einzulagern. Vergleichbar etwa damit, wie wir unsere Kräfte dafür einsetzen, den Abfall in der gesamten Wohnung wegzuräumen und Müllsäcke an der Eingangstür abzulegen, um sie später wegzuwerfen, während ein anderer kommt und den Müll erneut in verschiedenen Ecken der Wohnung verstreut.

In Wirklichkeit führt eine solche Art der Krebsbekämpfung dem Körper meiner Meinung nach nur noch größeren Schaden zu. Der Müll ist scheinbar nicht sichtbar, allerdings nur deshalb, weil er in den Ecken versteckt ist und nicht in großen Säcken an einem Ort liegt. Seine Menge hat sich jedenfalls nicht verringert. Wie im Falle der Diabetesbehandlung gehen die Ärzte von der Logik eines für das Auge sichtbaren Resultats aus.

Solange in medizinischen Kreisen kein Weg gefunden wird, den Zustand des Körpers tatsächlich zu analysieren, stellen sämtliche Arten der Krebsbekämpfung eine äußerst große Gefahr dar. Möglicherweise haben sie nur eine Zustandsverschlechterung des Patienten zur Folge und erwecken bestenfalls den Anschein einer erfolgreichen Behandlung. Unter diesen Umständen bleibt uns also nichts anderes übrig, als zu versuchen, die Körperenergie zu steigern und so einer Krebserkrankung vorzubeugen. Ein niedriges Niveau an Blut und Qi ist ein allgemeines Merkmal aller Erkrankten. Befolgen Sie daher die Empfehlungen dieses Buches und halten Sie einen hohen energetischen Status aufrecht – so lässt sich das gefährliche Leiden vermeiden.

6

Irrwege der modernen Medizin

Im 18. Jahrhundert entwickelten westliche Wissenschaftler, nachdem sie die Existenz von Bakterien nachgewiesen hatten, antibakterielle Präparate und besiegten damit Epidemien. Dafür haben sie höchste Anerkennung und Autorität verdient. Seit jener Zeit basiert die Entwicklung von Medizinwissenschaft und Medizintechnik auf mikroskopischen Untersuchungen, und die Antworten auf Probleme wurden stets im Mikrokosmos gesucht. Es entstehen immer genauere und vollkommenere Geräte, und man gewinnt den Eindruck, die Medizin entwickle sich unaufhörlich weiter.

Gegen Ende des 20. Jahrhunderts hat die Wissenschaft der Anatomie, so möchte man meinen, sämtliche Fragen zum Aufbau des menschlichen Organismus beantwortet. Dennoch ist die Ursache zahlreicher Krankheiten leider nach wie vor ein Rätsel. Bei manchen Krankheiten konnte die Ursache zwar geklärt werden, es wurden jedoch keine effizienten Behandlungsmethoden entwickelt. Bei den meisten chronischen Erkrankungen hat man lediglich gelernt, sie mithilfe von Arzneimitteln, die der Kranke ständig und oft sein ganzes Leben lang einnehmen muss, unter Kontrolle zu

体

halten. Dabei verspricht der Arzt jedoch keine Genesung, sondern nur ein verlangsamtes Fortschreiten der Krankheit. Abgesehen von bakteriellen Infektionen und Verletzungen hat die moderne Medizin also nur sehr wenige Krankheiten in den Griff bekommen.

Da die Entwicklung der westlichen Medizin auf der Anatomie basiert, wurden bis heute zahlreiche Theorien zu einzelnen Organen entwickelt, es gibt jedoch kein ganzheitliches Modell eines funktionierenden Organismus. So zählt etwa Bluthochdruck zu den Herz- und Gefäßkrankheiten, und sämtliche Behandlungsmaßnahmen zielen auf die Senkung des arteriellen Blutdrucks ab. Bei Diabetes geht man von Problemen mit der Insulinausschüttung der Bauchspeicheldrüse aus, also muss die Insulinmenge mithilfe von Arzneimitteln bis zur Norm gesenkt werden. Alle Behandlungsmaßnahmen fußen auf der Überzeugung, schmerzhafte Symptome ließen einen fehlerhaften Organismus erkennen. Ein solcher Ansatz spricht dem menschlichen Organismus jegliche Weisheit ab.

Unser Körper verfügt über ein vollkommenes Selbstkontrollsystem. Treten im Organismus Probleme auf, so kann dieses System die Systemeinstellungen regulieren und den verursachten Schaden wieder wettmachen. Gelangt das Blut zum Beispiel infolge einer veränderten Blutviskosität oder einer Verengung der Blutgefäße bei normalem Blutdruck nicht zu einem bestimmten Organ, so kann der Organismus den Blutdruck selbstständig erhöhen. Mit anderen Worten: Eine Erhöhung des arteriellen Druckes zeugt davon, dass der Körper irgendwelche Maßnahmen zur Bekämpfung irgendeines Problems ergreift. Dabei ist der erhöhte Blutdruck ein Symptom, nicht aber die eigentliche Krankheit.

Die modernen Behandlungsmethoden zielen hingegen auf eine Senkung des Blutdrucks ab, was zwar eine Schädigung der Blutgefäße verhindert, nicht aber die für den erhöhten Blutdruck verantwortliche Ursache beheben kann. Die Ursache wird nicht behoben, und Bluthochdruck wird zu einer unheilbaren Erkrankung. Das Suchen und Beheben der Ursachen, die den Organismus dazu veranlasst haben, bestimmte Prozesse in Gang zu setzen, müsste eigentlich zur tatsächlichen Behandlungsmethode einer Krankheit erklärt werden.

1995 erschien in den USA das Buch von John Robbins *Reclaiming Our Health*, welches den vor den dunklen Geheimnissen der amerikanischen Medizin hängenden Schleier ein wenig lüftet. In dem Buch ist insbesondere davon die Rede, wie die Mitglieder der American Medical Association mit allen Mitteln die Entwicklung sämtlicher alternativer Behandlungsmethoden zu verschweigen und zu verbergen suchten, daneben werden auch die engen und unschönen Verbindungen der offiziellen Medizin zu kommerziellen Strukturen thematisiert. So würden viele wissenschaftliche Untersuchungen in der Medizin von pharmazeutischen Unternehmen gesponsert.

Ich war seinerzeit als Anleger tätig und mir ist klar, dass das Ziel der von den Arzneimittelherstellern finanzierten Untersuchungen kaum darin besteht, einen Weg zu finden, wie eine Krankheit vollständig besiegt werden kann. Vielmehr zielen sie auf die Entwicklung von Methoden, mit denen sich Krankheiten medikamentös kontrollieren lassen. Die heute in der westlichen Medizin gängige Behandlungspraxis sieht die Einnahme von Tabletten bei jeder Nahrungsaufnahme vor. Bei vielen Krankheiten müssen Tag für Tag, bis zum Tod, Medikamente geschluckt werden. Was den Pharmariesen natürlich voll und ganz in die Hände spielt, nicht wahr? Dies führt zu dem Gedanken, dass die schwierige Lage, in der sich die westliche Medizin heutzutage befindet, in vielerlei Hinsicht das Ergebnis ihres eigenen Profitstrebens ist.

In Robbins' Buch wird anhand zahlreicher Fakten belegt, wie leichtfertig in medizinischen Kreisen mit menschlichem Leben umgegangen wird und wie die Aussicht auf Profite die Herzen höherschlagen lässt. Besonders beängstigend klingen die Fakten, die die beiden heute am weitesten verbreiteten Behandlungsmethoden von Krebs betreffen: Bestrahlung und Chemotherapie. Es stellte sich heraus, dass das ausschlaggebende Motiv für den Einsatz von Bestrahlungen bei der Behandlung onkologischer Patienten im Wunsch der amerikanischen Regierung bestand, einen Weg zu finden, wie sich die Ergebnisse der militärischen Untersuchungen im Rahmen des Atomprogramms für »friedliche Zwecke« nutzen ließen. Zudem sollte die Stimme der Öffentlichkeit, die gegen solche Untersuchungen protestierte, zum Verstummen gebracht werden. Die Regierung und die Konzerne erreichten mit vereinten Anstrengungen, dass die Versicherungsunternehmen solche Behandlungsmethoden für legal erklärten und bereitwillig bezahlten. Von da an wurden sie bei onkologischen Erkrankungen trotz nicht vorliegender Nachweise von deren Effizienz zur hauptsächlich eingesetzten Art der Behandlung.

Um die Chemotherapie war es ähnlich bestellt. Zu Beginn kamen dabei Präparate aus dem chemischen Waffenarsenal des Zweiten Weltkriegs zum Einsatz. Wie im vorhergehenden Beispiel mit der Bestrahlung wurden keine tatsächlichen Nachweise erfolgreicher Behandlungen verlangt – solange die Versicherungsunternehmen die Rechnungen bereitwillig bezahlten, wurden die Behandlungen in den Kliniken ohne Weiteres angewendet. Alle Ärzte wissen genau, dass beide Behandlungsformen Krebs nicht besiegen können, daher werden nirgendwo statistische Daten zur Krebsheilung angeführt, sondern lediglich der Anteil der Überlebenden nach einem oder nach fünf Jahren.

John Robbins führt Daten aus seiner Umfrage unter amerikanischen Ärzten zum Thema Chemotherapie und Bestrahlung an. Die Frage, ob sie sich mit solchen Behandlungsmethoden einverstanden erklärten, wenn sie selbst oder jemand aus dem Kreis ihrer Nächsten an Krebs erkranken würde, wurde von der überwiegenden Mehrheit der Ärzte verneint. Dieser Antwort lag die Tatsache zugrunde, dass sie selbst keine Fälle tatsächlicher Heilung gesehen hatten, während die Behandlung schweres Leid mit sich bringt und das unausweichliche Ende bestenfalls hinauszögert.

Bei praktisch jedem von uns findet sich im nächsten Umkreis ein Mensch, der an einer chronischen Krankheit leidet, mit der die moderne Medizin nicht fertigwird. Schlaflosigkeit, Gicht, Entzündung des Ischiasnervs, Arthritis, Allergie,

Herz-Kreislauf-Erkrankungen, Bluthochdruck, Knochenauswüchse, Hepatitis, Asthma, Ekzem, Diabetes … All diese Krankheiten haben sich in letzter Zeit stark ausgebreitet. Es scheint, als hätten sich in unserem Körper vom Scheitel bis zu den Zehen Krankheiten festgesetzt, denen die moderne Medizin nicht gewachsen ist. Diese Tatsache lässt mich an der Autorität der westlichen Medizin und ihren Methoden stark zweifeln, die auf die Kontrolle und nicht auf die Heilung einer Krankheit zielen.

Die Modernisierung der chinesischen Medizin darf nicht mit der »Westernisierung« der chinesischen Medizin gleichgesetzt werden.

Anders als die westliche entwarf die chinesische Medizin von Anfang an ein Modell des menschlichen Organismus als Makrokosmos, und von diesem Standpunkt aus entwickelte sie ein ganzheitliches Behandlungssystem. Ein solches System stellte sich für die westliche Wissenschaft allerdings als zu vielschichtig heraus, seine Annahmen ließen sich nur schwer unter dem Mikroskop bestätigen, weshalb ihm die Wissenschaftlichkeit abgesprochen wurde. Daneben spielt auch die Schwäche des chinesischen Staates in den letzten Jahrhunderten eine Rolle, denn auch sie verhinderte, dass sich die Standpunkte der chinesischen Medizin in der Weltarena durchsetzen konnten.

Während der letzten 100 Jahre modernisierte sich China unaufhörlich in allen Bereichen, und auch die chinesische Medizin stellt in diesem Prozess keine Ausnahme dar. Die Gründerväter der chinesischen Reformen waren zunächst von der Überlegenheit des westlichen Medizinsystems überzeugt. Daher bestanden die Modernisierungsmaßnahmen der chinesischen Medizin in der aggressiven Implementierung westlicher wissenschaftlicher und diagnostischer Methoden und der im Westen üblichen Teilung in eng voneinander abgegrenzte Einzeldisziplinen.

Eine solche Modernisierung ließe sich treffender als »Westernisierung« der chinesischen Medizin bezeichnen. Die kopflosen Versuche, zwei medizinische Systeme miteinander zu kreuzen, haben dazu geführt, dass die Vorteile der chinesischen Medizin völlig verloren gegangen sind. »Tut der Kopf weh, dann behandle den Kopf, tut das Bein weh, dann behandle das Bein« – dies gilt in China seit jeher als ein Merkmal schlechter Ärzte. Nur folgen offenbar sowohl die westliche als auch die »modernisierte« chinesische Medizin dieser Logik.

Die wahre chinesische Medizin geht von einem völlig anderen Standpunkt aus an die Behandlung heran. Ihrer Logik zufolge ist die Krankheit der Feind, den Befehlsstab der gegen den Feind kämpfenden Truppen stellt hingegen das Selbstheilungssystem des Körpers und nicht der Arzt dar. Die Aufgabe des Arztes besteht darin, die Stärke des Gegners und die Lage an den Fronten einzuschätzen, zu begreifen, in welche Richtung das Selbstheilungssystem tätig ist und welche schmerzhaften Reaktionen im Zuge des Kampfes möglich sind. Außerdem sollte der Arzt das schwächste Glied im Funktionsmechanismus des Selbstheilungssystems bestimmen, im richtigen Moment die nötige Unterstützung leisten und damit faktisch die Rolle des Versorgers der vorderen Reihen spielen. Gleichzeitig sollte der Kranke durchgängig über den Krankheitsverlauf auf dem Laufenden gehalten werden, damit er begreift, worauf die Anstrengungen seines Organismus zielen. Es sollte den Bedürfnissen des Selbstheilungssystems Rechnung getragen und die Harmonisierung vom psychologischen Zustand des Kranken und seiner Work-Life-Balance gefördert werden, alle denkbaren energetischen Ressourcen zur Versorgung des Selbstheilungssystems sollten verfügbar sein und eine Stabilisierung der Gemütszustandes erreicht werden. Der Arzt muss also zu einem Gehilfen des im Inneren des Körpers tätigen Doktors werden.

Im kontinentalen China habe ich viele Ärzte getroffen, die im Rahmen ihrer Praxis Methoden der chinesischen und westlichen Medizin miteinander kombinieren. Größtenteils vertreten sie die Standpunkte der westlichen Medizin, wenn sie den Kranken jedoch Medikamente verschreiben, verschreiben sie sowohl westliche Arzneimittel als auch Präparate aus dem Arsenal der TCM. Meistens arbeiten sie nach dem Prinzip »westliche Diagnostik, chinesische Arzneimittel«. Dabei haben wir es sogar bei der Definition der inneren Organe in beiden medizinischen Systemen mit unterschiedlichen Ansätzen zu tun. Außerdem muss der Arzt laut dem *Kanon des Gelben Kaisers über Innere Medizin* zur Bestimmung der Krankheitsursache logische Konstrukte und Folgerungen wie zum Beispiel die Differenzialdiagnose nach der »Su-Chen-Ba-Gang-Methode« (»vier Diagnosemethoden und acht Leitkriterien«) anwenden, wobei die vier Diagnosemethoden die Befragung, Betrachtung, Bewertung von Geruch und Stimme und die Pulsdiagnostik umfassen, während man unter den acht Leitkriterien die Differenzierung all dieser Daten im Hinblick auf Yin/Yang, innen/außen, Hitze/Kälte und Mangel/Fülle versteht.

Geht man von den Standpunkten der westlichen Medizin aus an eine Krankheit heran, ist es ziemlich seltsam, wenn gleichzeitig Arzneimittel der chinesischen Medizin verschrieben werden. Der westlichen Medizin zufolge stellt beispielsweise ein Magen- oder Zwölffingerdarmgeschwür eine Erkrankung des Magen-Darm-Traktes dar, die chinesische Medizin geht hingegen von einem Problem der Leber aus. Werden nun der westlichen Diagnostik zufolge chinesische Arzneimittel zur Behandlung des Magens verschrieben, so ist davon kaum ein großer Nutzen zu erwarten.

In der chinesischen Medizin muss der Diagnostik ein hoher Stellenwert beigemessen werden. Bei Verwendung der vier Diagnosemethoden sollte der Arzt den Zustand des gesamten Organismus analysieren, sich ein Bild von den Lebensumständen, Angewohnheiten, dem psychologischen Zustand und den in letzter Zeit vorgefallenen Veränderungen machen und nach Auswertung dieser Daten die tatsächliche Leidensursache bestimmen. Wurde die Diagnose richtig gestellt, so nimmt mit Sicherheit auch die Behandlung einen erfolgreichen Verlauf – ganz unabhängig von den gewählten Behandlungsmethoden.

Streng genommen hat die tatsächliche Modernisierung der chinesischen Medizin noch nicht begonnen. Bis jetzt wurde kein Gerät entwickelt, das die Menge an verfügbarem Blut und Qi – und damit den Nennwert, mit dem die chinesische Medizin ständig operiert – zuverlässig bestimmen kann. Ganz zu schweigen von der Messung der übrigen Fülle- und Mangelzustände. Zieht man eine Kombination beider medizinischen Systeme in Betracht, so sollte das einzigartige Diagnosesystem der chinesischen Medizin zum Einsatz kommen und um Methoden der Apparate- und Computerdiagnostik der westlichen Medizin ergänzt werden. Dabei sollten die Theorien der chinesischen Medizin mittels Rechnerunterstützung und Einsatz von Apparaten zur Unterstützung chinesischer Diagnostiker Schritt für Schritt weiterentwickelt werden.

7

Diagnostik in der chinesischen Medizin – Zang und Fu

Die chinesische und die westliche Medizin unterscheiden sich deutlich in ihrem grundlegenden Ansatz und im Verständnis des menschlichen Körpers. Letztere betrachtet Krankheiten analytisch und gleichsam unter dem Mikroskop und verwendet die Anatomie, um ihre Theorien zu erhärten. In der chinesischen Medizin ist dagegen die makroskopische Betrachtung des Körpers und seiner Krankheiten die Regel. In ihren Grundtexten stoßen wir immer wieder auf Formulierungen wie »Der Körper ist ein kleines Universum«; er wird als ein vielfältig verflochtenes Ganzes gesehen, als ein System.

Die chinesische Medizin unterscheidet zehn innere Organe des Körpers, die zugleich als die Ansatzpunkte chronischer Krankheiten gesehen werden: Herz, Leber, Milz, Lunge, Nieren, Dünndarm, Dickdarm, Magen, Gallenblase und Harnblase. Die Bauchspeicheldrüse wird zum Lebersystem gezählt, da sie keinen eigenen Meridian besitzt. Jedes der genannten zehn Hauptorgane ist mit einem Meridian- 体

paar verbunden, und diese paarigen Meridiane verlaufen symmetrisch an den beiden Körperseiten. Entlang dieser Meridiane gibt es zahlreiche Punkte, die wir Akupunkturpunkte nennen. Durch Stimulation kann man den gesamten zugehörigen Meridian anregen und so auf die Organe einwirken. Weithin bekannt ist die Akupunkturtherapie, bei der zur Behandlung von Krankheiten feine Nadeln in die Akupunkturpunkte eingestochen werden.

Vor einiger Zeit haben chinesische Ärzte eine Herzoperation vorgenommen, bei der Schmerzfreiheit nicht durch herkömmliche Narkose, sondern mittels Akupunktur erreicht wurde. Der Patient war während des gesamten Eingriffs bei Bewusstsein, und die Operation erwies sich als voller Erfolg. Auch das spricht dafür, dass es die Meridiane und Akupunkturpunkte tatsächlich gibt.

Wie der *Kanon des Gelben Kaisers über Innere Medizin* im Einzelnen darlegt, sind die Meridiane der inneren Organe paarweise miteinander verbunden. Beispielsweise verlaufen der Herzmeridian und der Dünndarmmeridian symmetrisch an beiden Armen. Ebenso sind der Lungen- und der Dickdarmmeridian, der Leber- und der Gallenblasenmeridian, der Milz- und der Magenmeridian sowie der Nieren- und der Blasenmeridian einander zugeordnet. Interessanterweise bestehen diese Paare jeweils aus einem Hohlorgan und einem kompakten Organ: Dickdarm, Dünndarm, Magen, Gallenblase und Harnblase gelten als Hohlorgane, da sie im Körper die Funktion von Behältnissen erfüllen, während Herz, Lunge, Leber, Milz und Nieren als kompakte Organe betrachtet werden. Im *Kanon des Gelben Kaisers über Innere Medizin* werden Hohlorgane als Fu und kompakte Organe als Zang bezeichnet. Die fünf Zang-Organe sind also Herz, Lunge, Leber, Milz und Nieren. Die fünf Fu-Organe heißen Dünndarm, Dickdarm, Gallenblase, Magen und Harnblase.

Hier noch einmal die Aufstellung der korrespondierenden Zang- und Fu-Organe:

Herz und Dünndarm
Lunge und Dickdarm
Leber und Gallenblase
Milz und Magen
Nieren und Blase

Diese Organbezüge finden im Falle einer Erkrankung ihren Ausdruck in zahlreichen Symptomen. Bei einer Erkältung beispielsweise gehen die Symptome aus der Sicht der chinesischen Medizin von der Lunge aus, und da ein Organbezug zwischen Lunge und Dickdarm besteht, gesellen sich zur Erkältung gern auch noch Symptome einer Darmverstopfung. Oder denken wir an die in Taiwan sehr verbreitete, durch *Enteroviren* verursachte Magen-Darm-Grippe im Sommer. Anhand des oben angegebenen Beziehungssystems erkennen wir gleich, dass Herz und Dünndarm einander zugeordnet sind. Im Sommer ist das Herz wegen der hohen Temperaturen stärker belastet, was sich auf die Bakterienbesiedelung des Dünndarms auswirkt. Gemäß der chinesischen Medizin kann man die Symptome der Virenerkrankung durch Stabilisierung des Herzens über den Meridian lindern.

Der *Kanon des Gelben Kaisers über Innere Medizin* stellt

den menschlichen Körper als ein System aus zehn Organ-Subsystemen dar. Jedes dieser Subsysteme besteht aus einem Organ und seinem Meridian. Außerdem ist jedes dieser Subsysteme über die jeweiligen Meridiane mit einem anderen verbunden, und diese Paarverbindungen werden dann als Einheiten aufgefasst, sodass das gesamte Körpersystem letztlich aus fünf Untersystemen besteht. In der praktischen Anwendung vereinfacht diese Zusammenfassung die Betrachtung des Gefüges von Organ- und Meridianbezügen.

Übrigens gibt es diese Einteilung komplexer Systeme in fünf Subsysteme auch auf anderen Gebieten. So bin ich viele Jahre als Management-Consultant tätig gewesen, und im Management ist diese Art der Einteilung ebenfalls gegeben. Unternehmen jeder Art setzen sich aus fünf Subsystemen zusammen: Produktion, Verkauf, Personalwesen, Forschung und Entwicklung und schließlich die Finanzabteilung. Jede Veränderung in einem dieser Bereiche wirkt sich auf die übrigen vier aus, und die wichtigste Aufgabe des Management-Consultants besteht darin, jedes Ungleichgewicht in diesen fünf Bereichen wieder auszugleichen. Die Arbeit ähnelt in mancher Hinsicht der eines chinesischen Arztes.

Der klassische Text des Gelben Kaisers sieht Gesundheit des Körpers dann gegeben, wenn die fünf Meridianpaare im Gleichgewicht sind. Die meisten Krankheiten werden durch ein Ungleichgewicht der Organe verursacht, und die Behandlung muss immer darauf abzielen, die Balance wiederherzustellen. Wenn in der chinesischen Medizin von den Meridianen die Rede ist, geht es um mehr als das jeweilige Organ selbst, nämlich um das gesamte Meridiansystem. Zum Beispiel gilt die Betrachtung des Gallenblasenmeridians nicht nur dem Organ, sondern dem Meridian auf seinem gesamten Verlauf durch den Körper. Das lässt sich mit der elektrischen Versorgung eines Hauses vergleichen. Wenn wir die einzelnen Lampen den Organen gleichsetzen, dann sind die Meridiane wie die Leitungen, die die Leuchtmittel mit dem Stromanschluss verbinden. Funktioniert eine Lampe nicht mehr richtig, kann es dafür etliche Gründe geben. Vielleicht geht die Birne nicht mehr oder mit dem Kabel stimmt etwas nicht oder die Stromversorgung ist überhaupt unterbrochen, sodass viele oder alle Lampen nicht mehr funktionieren. Entsprechend gilt: Wenn es im Körper irgendwo hapert, kann es sein, dass irgendein Organ nicht ganz in Ordnung ist oder dass ein Meridian nicht mehr richtig durchlässig ist oder dass die gesamte Körperenergie nicht mehr ausreicht.

Mit der Kenntnis des Meridiansystems kann der chinesische Arzt Krankheiten diagnostizieren und die auslösende Ursache ermitteln. Wenn es beispielsweise im Bereich des Fußes zu starken Verspannungen kommt, würde ein westlicher Arzt die Ursache wahrscheinlich in einer Nervenschädigung oder Verrenkung suchen. Ein chinesischer Arzt würde sich dafür ebenfalls interessieren, doch darüber hinaus würde er zu ermitteln versuchen, welcher Meridian in diesem Fall betroffen ist. Das wiederum hängt von der Stelle ab, an der die Muskelverspannung auftritt. Hat der chinesische Arzt herausgefunden, welcher Meridian betroffen ist, kann er beurteilen, ob die Symptome von einem der zehn inneren Organe ausgehen.

Neben den fünf Zang-Fu-Meridianpaaren nennt die klassische Schrift des Gelben Kaisers noch etliche zusätzliche

Meridiane: den Perikardmeridian, der für die Viskosität der Flüssigkeit im Herzbeutel zuständig ist; den Herzmeridian, der den Blutfluss reguliert; und schließlich den Dreifachen Erwärmer (3E-Meridian; Sanjiao-Meridian). Die chinesische Medizin unterteilt den Bauchraum in drei Bereiche: oberer Jiao, mittlerer Jiao und unterer Jiao. Der Dreifache Erwärmer ist keinem Organ zugeordnet, wacht aber über die Funktion dieser drei Bereiche, nämlich Atmung, Verdauung und Urogenitalsystem. Da der Bauchraum etwas von einem Hohlorgan hat, wird er als sechstes Fu des Körpers aufgefasst. So kam es, dass es in China üblich wurde, den menschlichen Körper mit dem Ausdruck »Fünf Zang, sechs Fu« zu umschreiben, wobei die zwölf zugeordneten Meridiane eingeschlossen sind.

8

Diagnosemethoden der Traditionellen Chinesischen Medizin

In vielen Krankenhäusern der Volksrepublik China gibt es Abteilungen, in denen neben der chinesischen Medizin auch moderne westliche Medizin praktiziert wird. Hier wird überwiegend die Diagnostik der westlichen Apparatemedizin betrieben – die diagnostischen Stärken der chinesischen Medizin gelten hier nicht viel –, und anschließend verordnet man Verfahren der TCM.

Die westliche Medizin hat einen anderen Krankheitsbegriff als die chinesische, hier wir im Allgemeinen nicht ausreichend zwischen Krankheit und Symptom unterschieden. Jede Abweichung vom Wohlbefinden wird als ein Symptom aufgefasst, und die Bemühungen zielen dann darauf ab, das Symptom zu beseitigen. In der chinesischen Medizin wird dagegen nach präzisen Maßstäben zwischen Symptom und Krankheit unterschieden. Nach der Meridianlehre kann die chinesische Medizin die Organe des Körpers in zwei Gruppen einteilen: Organe mit Meridianen und Organe ohne. Störungen der mit Meridianen verbundenen

Organe sind als Krankheiten definiert, bei Störungen der übrigen Organe handelt es sich um Symptome.

Betrachten wir als Beispiel die Gicht. Für die westliche Medizin ist Gicht eine entzündliche Erkrankung der Gelenke. Die Behandlung konzentriert sich darauf, die Entzündung einzudämmen, und dazu werden entweder Steroide eingesetzt oder man versucht, die Harnsäure medikamentös einzudämmen. Für die chinesische Medizin ist Gicht dagegen ein Symptom mehrerer gemeinsam auftretender Erkrankungen. Der erhöhte Harnsäurespiegel ist durch einen Überschuss an Leberenergie bedingt, der durch Schlafmangel oder übermäßigen Stress entstehen kann. Da das Blut nicht flüssig genug ist, reichert sich die Harnsäure an und bildet Ablagerungen. Die schlechten Fließeigenschaften des Blutes rühren von einer Milzschwäche her, wodurch die Perikardflüssigkeit zunimmt und das Blut dicker wird. Letztlich sind also aus der Sicht der chinesischen Medizin an der Gicht zwei Hauptmeridiane beteiligt: Leber und Milz. Die Therapie wird sich folglich auf diese Meridiane konzentrieren, und da hier bei den Grundursachen der Störung angesetzt wird, können die Probleme häufig vollständig und dauerhaft bereinigt werden, und es kommt nicht zu Rückfällen.

Die Diagnostik der chinesischen Medizin vereinigt mehrere Ansätze in sich, darunter die Meridiandiagnostik, die Zang-Fu-Lehre, die Fünf-Elemente-Lehre und die Yin-Yang-Lehre. Damit möchte man sicherstellen, dass der Ursprung einer Krankheit wirklich erkannt wird und man die Störung von Grund auf beseitigen kann. Wie bereits erwähnt, versucht man in Festlandchina neuerdings, die chinesische und die westliche Medizin miteinander zu kombinieren. Damit möchte man die chinesische Medizin mehr in den Vordergrund rücken und außerdem die Kritik entschärfen, die chinesische Medizin sei nicht wissenschaftlich. Die Zusammenführung erweist sich jedoch als wenig nützlich, weil man lediglich chinesische Behandlungsmethoden einsetzt – häufig pflanzliche Arzneimittel –, um Störungen zu kurieren, die westliche Namen tragen und mit westlichen Methoden diagnostiziert wurden.

Am Beispiel der Gicht wird erkennbar, dass chinesische und westliche Medizin zu gänzlich verschiedenen Diagnosen gelangen. In der westlichen Medizin würde man zum Beispiel etwas gegen die Entzündungsprozesse unternehmen, während nach den Regeln der chinesischen Medizin die fachgerechte Behandlung bei Milz- und Lebermeridian ansetzen würde. Bei dem beschriebenen Mix aus chinesischer und westlicher Medizin geht man dagegen so vor, dass man chinesische Heilpflanzen gegen die Entzündung verabreicht. So kann man zwar die entzündungshemmenden Eigenschaften chinesischer Heilkräuter mit denen westlicher Medikamente vergleichen, aber die Chance, mittels der chinesischen Diagnostik die eigentlichen Ursachen aufzudecken, ist vertan.

Und die Diagnostik ist das, was die chinesische Medizin eigentlich ausmacht. Hier wird mit geradezu detektivischer Detailgenauigkeit vorgegangen. Der Arzt trägt akribisch alles über die Symptome eines Patienten zusammen, um dann nach der oben beschriebenen Logik von Zang und Fu eine Diagnose zu erstellen.

Betrachtung (望 wàng), Geruch (聞 wén), Erkundung der Hintergründe (問 wèn) und Tastbefund (切 qiè) sind die vier diagnostischen Ansätze, nach denen ein chinesischer Arzt vorgeht, wobei die Betrachtung der wichtigste ist. Ein erfahrener Arzt bekommt durch Körperform, Haar, Gesichtsform, Gesichtszüge und Hautfarbe ein differenziertes Bild von der gesundheitlichen Verfassung eines Patienten.

Wenn jemand beispielsweise häufig zu kalten Getränken greift, werden sich wahrscheinlich Fettablagerungen unterhalb der Augenpartie bilden. In diesem Bereich beginnt der Magenmeridian. Wer kalte Getränke hastig trinkt, schädigt seinen Magenmeridian, und in der Folge entstehen im Bereich der Augen nach und nach Schwellungen. Ein erfahrener chinesischer Arzt erkennt solche Erscheinungen und kann sie für eine Diagnose verwenden.

Das äußere Erscheinungsbild eines Menschen sagt einem guten chinesischen Arzt, wie es um seine Körperenergie bestellt ist und in welchem Zustand sich seine Meridiane befinden. Wenn das Gesicht bei einem schlanken Menschen dunkler ist als der übrige Körper, deutet das oft auf geringe Körperenergie hin. Bei korpulenten Menschen ist sehr wahrscheinlich der Perikardmeridian blockiert. In manchen Fällen kann ein chinesischer Arzt sogar etwas über die Eltern des Patienten aussagen. Bei Menschen mit dunklen, buschigen Augenbrauen beispielsweise ist es oft so, dass ihnen schnell der Kragen platzt, und dieses Temperament findet man dann für gewöhnlich auch beim Vater wieder. Grundsätzlich ist es so, dass ein guter chinesischer Arzt 70 bis 80 Prozent der Beschwerden eines Menschen bereits an dessen Erscheinungsbild erkennt.

Die zweite der genannten Diagnosemethoden – der Geruch – spielt ebenfalls eine wichtige Rolle in der Diagnostik der chinesischen Medizin. Die gleiche Krankheit bei verschiedenen Patienten zeichnet sich durch Ähnlichkeiten des Geruchs aus. Zum Beispiel haben Patienten mit Magengeschwüren in aller Regel Mundgeruch. Nierenkrankheiten sind von charakteristischen Ausdünstungen begleitet, und dieser Geruch fällt besonders bei Dialysepatienten auf. Ein guter chinesischer Arzt kann an seinen Patienten charakteristische Gerüche unterscheiden und in seine Diagnosestellung miteinbeziehen.

Die dritte diagnostische Methode umfasst die Krankengeschichte des Patienten, die Familiengeschichte, das persönliche Leben und gegebenenfalls Fragen nach Charakter und Veranlagung. Dieser diagnostische Ansatz folgt auf die ersten beiden und dient der Absicherung und Bestätigung der zuvor gewonnenen Erkenntnisse.

Der Tastbefund schließlich ist wohl das, was in der chinesischen Medizin die Besonderheit der Diagnostik ausmacht. Hier tastet ein chinesischer Arzt mit drei Fingern den Handgelenkspuls des Patienten. Diese Technik ist sehr schwer zu erlernen, und man braucht Jahre des Trainings, bis man genügend Erfahrung gesammelt hat. Dann jedoch kann ein chinesischer Arzt Dutzende verschiedene Pulsmuster unterscheiden. Auf diese Art gewinnt er ein differenziertes Bild von der gegenwärtigen Verfassung eines Patienten und kann mitunter sogar Krankheiten erkennen, von denen der Patient selbst noch gar nichts weiß. In früheren Zeiten, als es noch kein diagnostisches Instrumentarium gab, war die Pulsdiagnose das zuverlässigste diagnostische Verfahren, um Aufschlüsse über die körperliche Verfassung eines Patienten zu bekommen, und noch heute ist die Pulsdiagnose bei manchen Krankheiten zuverlässiger als die moderne Diagnostik mit ihren hoch präzisen Apparaturen.

Bei den meisten übergewichtigen Menschen zum Beispiel zeigt die Pulsdiagnose einen mehr oder weniger starken Herzbeutelerguss an. Manchmal kann man die ersten Anzeichen eines solchen Ergusses aber schon erkennen, wenn der Patient noch gar nicht übergewichtig ist. Zudem gilt es zu bedenken, dass in der westlichen Medizin die Meinung vorherrscht, dass Adipositas das Risiko von Herzkrankheiten erhöht, während es in der TCM genau andersherum ist: Wer herzkrank ist, wird viel leichter übergewichtig als andere. Nicht das Übergewicht ist Ursache für die Herzkrankheiten, sondern die Herzkrankheiten sind Ursache für das Übergewicht. Die moderne Medizin wird nur bei sehr wenigen (noch) nicht übergewichtigen Menschen tatsächlich einen Perikarderguss diagnostizieren; eine solche Diagnose wird meist erst dann gestellt, wenn der Patient bereits Beschwerden hat. Das führt dann natürlich zu dem Schluss, dass Adipositas eine der Ursachen für einen Perikarderguss ist.

Die Methoden der chinesischen Diagnostik leisten sehr viel für das Erkennen von Krankheiten, wenn sie wirklich gekonnt eingesetzt werden. Das Problem besteht darin, dass das Training sehr aufwendig ist. Die beschriebenen Methoden kann man erst nach jahrelanger Praxis so einsetzen, dass sie zuverlässige Ergebnisse erbringen.

9

Neue Technologie – neue Hoffnung für die Entwicklung der TCM

Diagnostik ist in der chinesischen Medizin ihrer Natur nach subjektiv. Bei den meisten diagnostischen Verfahren kommt es letztlich darauf an, dass der Arzt in der Lage ist, den Zustand eines Patienten zu beurteilen. Hier kann es zu Fehlbeurteilungen kommen, und da außerdem keine präzise Dokumentation erfolgt, ist die chinesische Medizin schwer zu erlernen und schwierig zu lehren. Dieses Problem kennt jeder, der chinesische Medizintexte gelesen hat.

Betrachten wir als Beispiel die Pulsnahme. Sie gehört zu den wichtigsten diagnostischen Verfahren der chinesischen Medizin. Es gibt achtundzwanzig Pulsarten, die zugelassene chinesische Ärzte unterscheiden können müssen. Beschreibungen dieser Pulsarten finden sich in den alten Medizintexten, und wer chinesische Medizin praktiziert, muss wissen, was sie bedeuten. Wie schwierig das ist, können wir uns leicht an ein paar Beispielen verdeutlichen. Ein »schlüpfriger« Puls fühlt sich der Beschreibung nach an wie auf einem Teller rollende Perlen. Ein »durchweichter« Puls fühlt sich an, als berührte man einen auf dem Wasser schwimmenden Faden – nicht zu verwechseln mit dem »schwebenden« Puls, den man nur bei ganz leichter Berührung spürt und der bei stärkerem Druck wegbleibt. Sie sehen schon: Pulsdiagnose ist gelinde gesagt nicht sehr präzise.

Traditionell lernt man die chinesische Medizin durch Assistenztätigkeit bei einem erfahrenen chinesischen Arzt. Die Meister-Schüler-Beziehung ist dabei von großer Bedeutung. Für die Pulsdiagnose heißt das, dass der Meister einen bestimmten Pulstyp benennt, den sich der Schüler einprägt, damit er zum richtigen Urteil kommt, wenn ihm wieder einmal ein Puls dieser Art begegnet. Wenn der Meister hier nicht wirklich ein Experte ist, wird der Schüler sicher auch kein großes Licht auf diesem Gebiet werden.

Früher war das Studium der chinesischen Medizin eine wirklich gewaltige Aufgabe. Man musste die alten Schriften verstehen und auslegen können, und dann brauchte man noch das Glück, einen wirklich guten Lehrer zu finden. Glücklicherweise hat die moderne Technik dazu geführt, dass diese Lernaufgabe jetzt ein handhabbares Maß bekommen hat.

Der japanische Arzt Yoshio Nakatani entwickelte 1951 eine diagnostische Methode, mit der man zu den gleichen Ergebnissen kam wie mit herkömmlichen TCM-Verfahren. Diese Methode wurde von einem Forscherteam in Taiwan weiterentwickelt und ist seit 2006 unter dem Namen »Meridian-Monitoring-System« bekannt (siehe auch Alex Wu, *Wie der Körper sich selbst heilt*, S. 142–144).

Diagnosestellung mittels Meridian-Monitoring

Das Meridian-Monitoring-System misst die Biosignale der zwölf Hauptmeridiane. Bei jedem Meridian werden an bestimmten Punkten der linken und rechten Körperseite Messungen vorgenommen. Jede Messung ergibt einen Signalwert, und der Durchschnitt aller vierundzwanzig Werte ist als Meridian-Gesamtenergie definiert. Liegt ein Meridian über diesem Durchschnittswert, bezeichnet man das als »Hitze« oder »Überschuss«. Liegt ein Meridian unter diesem Wert, ist entsprechend von »Kälte« oder »Defizit« die Rede. Mit diesen Messungen gelangt man schließlich zu einem Meridian-Diagramm der untersuchten Person. Die Analyse dieses Diagramms gibt uns ein Bild von der gegenwärtigen Verfassung des Patienten und lässt auch schon erkennen, welche Behandlung eine Verbesserung seines Zustands herbeiführen könnte.

Um die Grundlagen der Meridiansystem-Diagnose zu verstehen, müssen wir uns das Folgende vergegenwärtigen. Die Basis: Der Körper wandelt sich ständig.

1. Mit dem Meridian-Monitoring-System misst man den gegenwärtigen Zustand der Meridiane einer Person. Um den Gesundheitszustand dieses Menschen erfassen zu können, muss man diese Messung jedoch unbedingt mehrmals über einen gewissen Zeitraum wiederholen. Nur so kann man die Veränderungen des Meridiandiagramms erkennen und beurteilen.

2. Das Meridiandiagramm zeigt den Zustand der Meridiane. Verschiedene Muster stehen für unterschiedliche diagnostische Aussagen. (Wir werden uns die besonders häufigen Muster später noch genauer ansehen.)
3. Das Meridiandiagramm ändert sich mit der Jahreszeit und der Temperatur.

Zang-Fu-Paare

Über die paarweise Zuordnung der Zang- und Fu-Meridiane haben wir bereits gesprochen. Jedem dieser Paare ist ein Element der Fünf-Elemente-Lehre zugeordnet: Herz und Dünndarm sind Feuer, Leber und Gallenblase Holz, Milz und Magen Erde, Lunge und Dickdarm Metall und Niere und Blase Wasser. Perikard und Dreifacher Erwärmer stehen außerhalb dieser Reihe, da sie nicht bestimmten Organen zugeordnet sind. Der Perikardmeridian hat aber trotzdem viel mit dem Herzen zu tun und der Dreifach-Erwärmer-Meridian mit der Lunge.

Wenn wir mit dem Meridian-Monitoring-System bei einem bestimmten Zang-Meridian einen Überschuss feststellen, das heißt einen Wert, der über dem Gesamtdurchschnitt der Meridiane liegt, wird der zugehörige Fu-Meridian unter diesem Gesamtwert liegen, also ein Defizit anzeigen. In diesem Fall – ein Teil des Paares liegt über dem Gesamtwert, der andere darunter – bezeichnet man das Paar insgesamt als unauffällig. Sind beide Seiten im Überschuss oder Defizit, gilt dieses Zang-Fu-Paar als abweichend, und man kann auf eine Diagnose schließen.

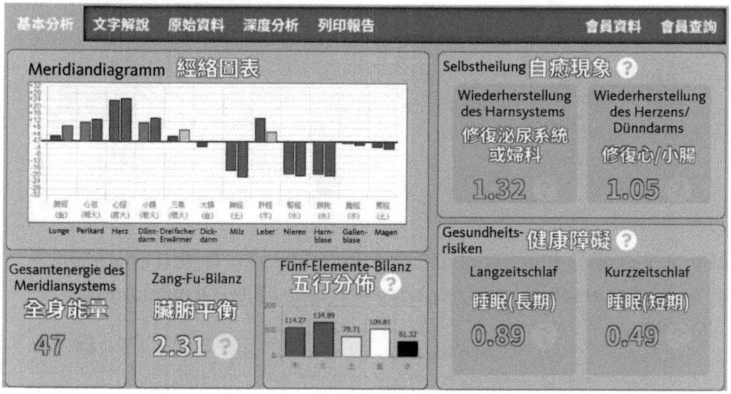

Abb. 7: Sowohl beim Nieren- als auch beim Blasenmeridian liegt ein Defizit vor. Das bedeutet, dass der Körper im Harn- und Fortpflanzungssystem gerade Reparaturen vornimmt.

Selbstreparaturmaßnahmen und ihr Niederschlag in den Diagrammen

Von der Norm abweichende Meridiandiagramme zeigen an, dass ein bestimmtes Zang-Fu-Paar gegenwärtig mit Reparaturen im Körper befasst ist. Jedes dieser Paare hat Aufgaben, für die es verantwortlich ist, und abweichende Diagramme zeigen an, dass sie sich gerade diesen Aufgaben widmen.

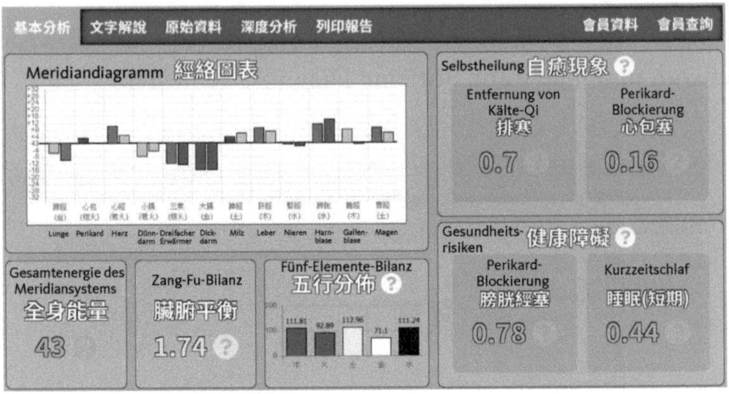

Abb. 8. Lassen Lungen- und Dickdarmmeridian ein Defizit erkennen, ist daraus zu ersehen, dass der Körper gerade Kälte-Qi abbaut und austreibt.

Wie stark diese Bemühungen um den Abbau von Kälte-Qi ausfallen, hängt vom Ausmaß des Defizits des Lungen- und Dickdarmmeridians ab. Weisen beide Meridiane ein deutliches Defizit auf, kann man mit Erkältungssymptomen wie Niesen und laufender Nase rechnen. Sind sowohl der Milz- als auch der Magenmeridian defizitär, kann man dem entnehmen, dass der Körper gerade das Verdauungssystem ausbessert. Der Magen ist häufig schädigenden Einflüssen ausgesetzt, psychische Belastungen wie Ärger und starker oder anhaltender Stress schädigen ihn. Solange der Körper hier Reparaturen vornimmt, können Magenbeschwerden und Appetitmangel auftreten.

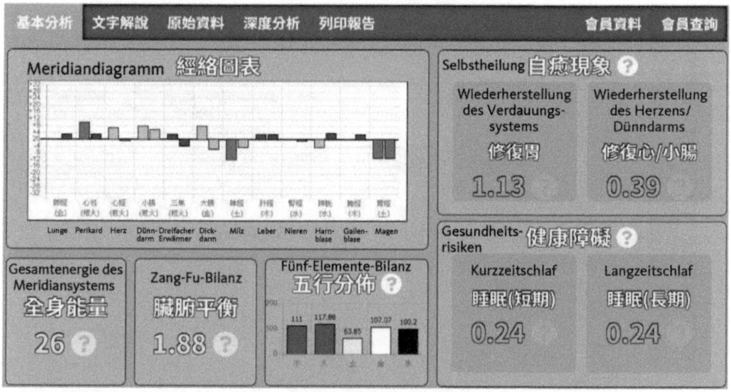

Abb. 9: Hier fallen Magen- und Milzmeridian als defizitär auf. Das weist darauf hin, dass der Körper gerade den Magen in Ordnung zu bringen versucht.

Lassen Nieren- und Blasenmeridian beide ein Defizit erkennen, kann man davon ausgehen, dass der Körper gerade das Harn- und Fortpflanzungssystem wiederherzustellen bemüht ist. Bei Männern kann sich das auch auf Störungen im Zusammenhang mit der Prostata erstrecken. Bei Frauen ist es so, dass ein solches Diagramm bei gynäkologischen Reparaturmaßnahmen des Körpers, aber auch während der normalen Regelblutung auftritt. In der Zeit der Wiederherstellung des Harnsystems kann es auch zu Unregelmäßigkeiten beim Wasserlassen kommen.

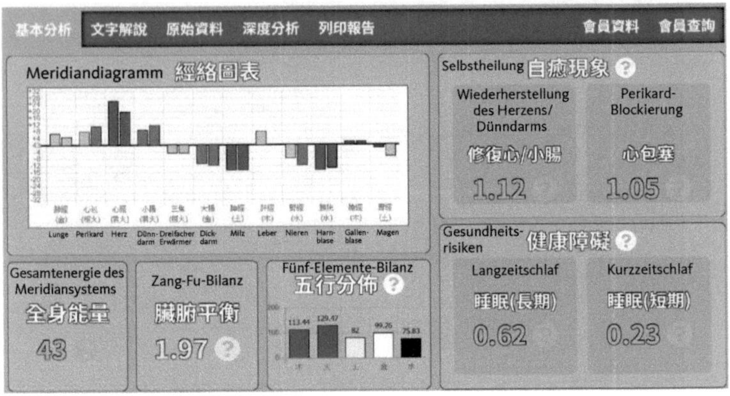

Abb. 10: In dieser Grafik kann man bei Nieren- und Blasenmeridian ein Defizit feststellen. Das lässt darauf schließen, dass der Körper in diesem Bereich Reparaturmaßnahmen durchführt.

Sind sowohl Herz- als auch Dünndarmmeridian im Überschuss, kann man daran erkennen, dass der Körper gerade bemüht ist, das Herz oder den Dünndarm wiederherzustellen. Wir haben es hier mit einer Ausnahme zu tun, denn die Reparaturen fallen in eine Phase des Überschusses und nicht des Defizits. Um zu beurteilen, ob der Körper gerade das Herz oder den Dünndarm wiederherstellt, sind Faktoren wie Jahreszeit und Temperatur zu berücksichtigen. Für Herzreparaturen muss besonders viel Körperenergie zur Verfügung stehen. Da der Körper in der kühleren Jahreszeit aber einen erheblichen Anteil seiner Energie für die Erhaltung der Körpertemperatur einsetzen muss, verfügt er nur im Sommer, das heißt bei hoher Umgebungstemperatur, über genügend Energie für Herzreparaturen. Tatsächlich finden solche Reparaturen nur bei Temperaturen über dreißig Grad statt. In den kühleren Monaten des Jahres deutet ein Diagramm dieser Art also auf Arbeiten zur Wiederherstellung des Dünndarms hin.

Herzreparaturen finden meist in der Zeit vom späten Abend bis zum frühen Morgen statt. Häufig tritt dabei ungewohnte Müdigkeit auf, und manchmal kommt man am Morgen kaum aus dem Bett. Treten solche Symptome auf, ist es ratsam, sich mehr Ruhe als sonst zu gönnen.

Bei Dünndarmreparaturen können Appetitmangel und Verdauungsstörungen wie unregelmäßiger Stuhlgang, Magenschmerzen und dergleichen auftreten. Deshalb sollte man in dieser Zeit weniger essen, um das Verdauungssystem nicht unnötig zu belasten.

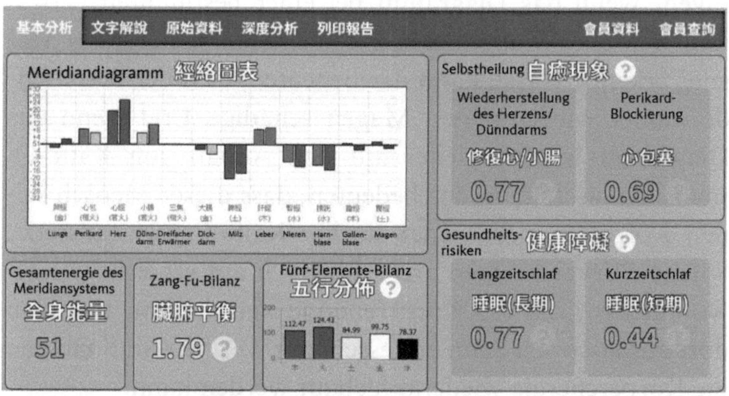

Abb. 11: Dieses Diagramm zeigt Überschüsse beim Herz- und Dünndarmmeridian. Daran erkennt man, dass der Körper gerade bemüht ist, den Dünndarm (oder im Hochsommer das Herz) wiederherzustellen. Das Besondere in diesem Fall besteht darin, dass ein Überschuss und kein Defizit vorliegt.

体

Langzeitbeobachtung des Meridiandiagramms

Bei einem gesunden Menschen ändert sich das Diagramm täglich, weil der Körper immer wieder wechselnde Organe instand setzt. Das sind ganz normale Wartungsarbeiten, bei denen es von der Gesamtenergie des Körpers abhängt, wie oft und gründlich sie vorgenommen werden. Die Betrachtung der Meridiandiagramme über einen längeren Zeitraum dient dem Zweck, mögliche abweichende Muster zu erkennen und vielleicht ungesunden Gewohnheiten des Betreffenden auf die Spur zu kommen, die ihm oder ihr Schaden zufügen. Wenn das Diagramm bei einer bestimmten Person immer wieder Maßnahmen zur Wiederherstellung des Magens erkennen lässt, kann das bedeuten, dass der Betreffende immer wieder seinen Magen schädigt. Und wenn das Diagramm immer wieder auf den Abbau von Kälte-Qi schließen lässt, kann das bedeuten, dass dieser Mensch seinen Körper immer wieder starker Kälte-Energie aussetzt. Solche Muster bringen uns schließlich auf schlechte Angewohnheiten, die die Körperenergie vermindern, und von dort aus lässt sich dann ermessen, mit welchen Maßnahmen die Körperenergie wiederaufgebaut werden kann.

Dysautonomie und die Meridianbilanz

Für die Meridianbilanz werden die positiven und negativen Punktwerte aller zwölf Meridianpaare berücksichtigt. Dann teilt man die Summe der sechs Meridiane mit den höchsten Punktwerten durch die Summe der sechs Meridiane mit den niedrigsten Punktwerten. Liegt dieser Bilanzwert über 1,45, bezeichnen wir diesen Zustand als unausgeglichen. Solange dieser Zustand anhält, können bei der betreffenden Person Angstzustände, Schlaflosigkeit, übermäßiges Schwitzen und dergleichen auftreten. Die Symptome ähneln denen, die bei Dysautonomie auftreten, einer Fehlfunktion des autonomen oder vegetativen Nervensystems.

Mithilfe des Meridian-Monitoring-Systems sehen wir, welcher Meridian für das Ungleichgewicht verantwortlich ist, und mit dieser Kenntnis können wir dann einen Behandlungsplan aufstellen. Lässt das Diagramm beispielsweise eine extreme Nierenschwäche erkennen, liegt sehr wahrscheinlich ein starker Überschuss im Herzmeridian vor. Das ergibt sich aus der Tatsache, dass das Herz dem Element Feuer zugeordnet ist und die Nieren zum Wasser-Element gehören. Die Fünf-Elemente-Lehre erlaubt uns den Rückschluss auf die Beziehung zwischen den beiden Meridianen. In diesem Fall ist der Feuer-Überschuss durch einen Mangel an Wasser bedingt. Wenn wir die Behandlung jetzt auf den Nierenmeridian ausrichten, gleichen wir seine Schwäche aus und reduzieren dadurch zugleich den Überschuss des Herzmeridians, was schließlich die Gesamtbilanz aller Meridiane verbessert. Gelingt diese Verbesserung, wird sich der Patient entspannter fühlen und außerdem besser schlafen.

Die Fünf-Elemente-Lehre

Der *Kanon des Gelben Kaisers über Innere Medizin* gehört zu den renommiertesten chinesischen Schriften aller Zeiten. Die meisten Kenner der Materie gehen davon aus, dass er zwischen der Endphase der Zeit der streitenden Reiche (475–221 v. Chr.) und der Han-Dynastie (206–220 n. Chr.) von mehreren Autoren verfasst wurde. Etliche Theorien und Lehren der TCM haben in diesem Text ihren Ursprung, weshalb das Studium des Kanons jedem empfohlen wird, der die chinesische Medizin erlernen möchte. Als ich mich damit auseinandersetzte, fand ich zwei der im Kanon behandelten Hauptthemen besonders interessant, die Lehre der Zang- und Fu-Meridiane und die Fünf-Elemente-Lehre. Die Zang-Fu-Lehre behandelt zehn innere Organe, wovon jedes seinen eigenen Meridian hat. Über die Charakterisierung der Organe als Hohlorgane und kompakte Organe sowie ihre paarweise Gruppierung haben wir bereits gesprochen. Jedes Zang- und Fu-Organ regiert bestimmte Körperfunktionen. Die Milz beispielsweise ist für den Transport von Abwasser und die Lunge für den Transport von Frischwasser verantwortlich. Nach diesem System kann ein Arzt bei einem Kranken feststellen, bei welcher Körperfunktion es hapert und welches Zang oder Fu folglich überlastet oder geschwächt ist, um dann seine Behandlung auf den entsprechenden Funktionskreis auszurichten.

Die Zang-Fu-Lehre hat bestimmte Stärken, die sie gegenüber anderen medizinischen Ansätzen auszeichnet. Erstens zeigt sie Beziehungen zwischen bestimmten Symptomen und inneren Organen auf, die dem ungeschulten Auge nicht direkt auffallen. Zweitens begrenzt sie die Zahl der möglichen Krankheiten, die ein Patient haben kann. Da es nur zehn Zang-Fu-Meridiane gibt (zwölf, wenn wir den Perikardmeridian und den Dreifachen Erwärmer hinzunehmen, die beide nicht mit bestimmten Organen verbunden sind) und alle Krankheiten auf diese Organe zurückzuführen sind, kann es theoretisch nicht mehr als zwölf verschiedene Krankheiten geben.

In der Praxis kann jeder Meridian in einem Überschuss- oder Defizit-Zustand sein, was aus Sicht der chinesischen Medizin bedeutet, dass es vierundzwanzig Typen von Krankheiten gibt. Das verblüffte mich beim Studium dieser Lehre, schließlich war ich bis dahin vom Weltbild der westlichen Medizin geprägt gewesen, in der es völlig normal ist, Krankheiten nach ihren Entdeckern zu benennen, beispielsweise Parkinson oder Alzheimer. Gegenwärtig sind mehr als hunderttausend Krankheiten in der Welt bekannt. Sollten Sie morgen eine neue Krankheit entdecken, kann es durchaus sein, dass Sie auch ihr Namensgeber werden. Dass in der modernen Medizin so viele Krankheiten bekannt und beschrieben sind, mag für manchen ein großer Erfolg sein, ich sehe darin einfach einen Mangel an grundlegenden Ordnungskriterien.

Da ich, wie bereits berichtet, ursprünglich in den Bereichen Wirtschaft und Technik tätig war, vergleiche ich die Benennung von Krankheiten gerne mit den Jobbezeichnungen innerhalb einer Firma. In einem Unternehmen fallen täglich zahlreiche Aufgaben an, um die sich jemand kümmern muss. Jemand muss die Schreibtische abwischen, jemand muss dafür sorgen, dass in der Kopiermaschine immer ausreichend Papier ist, jemand muss Anrufe entgegennehmen und so weiter. Wenn wir für jeden einzelnen Handgriff eine Jobbeschreibung einführen würden, gäbe es Hunderte, wenn nicht Tausende verschiedene. Stattdessen fassen wir Aufgaben ähnlicher Art zu übergreifenden Jobs zusammen, was hier zum Beispiel »Instandhaltung« genannt werden könnte. Ähnlich sieht es bei Krankheiten aus. Auch hier brauchen wir sinnvolle Kategorien, die jeweils viele Krankheiten erfassen, sodass ein Arzt mittels logischer Schlussfolgerung auf ihre Ursachen kommen kann.

Die Lehre von Zang und Fu bietet der Diagnostik in der chinesischen Medizin bereits eine gute Grundlage, und die Fünf-Elemente-Lehre erlaubt hier noch eine genauere Differenzierung, weil sie die Beziehungen zwischen den Zang- und Fu-Organen näher charakterisiert: Die zehn Zang- und Fu-Organe werden zu fünf Paaren zusammengefügt, und jedem dieser Paare ist dann ein Element zugeordnet.

Feuer	Herz, Dünndarm
Erde	Milz, Magen
Metall	Lunge, Dickdarm
Wasser	Nieren, Harnblase
Holz	Leber, Gallenblase

体

Mit der Fünf-Elemente-Lehre gelang es der chinesischen Medizin, die Meridianbezüge auf fünf Meridianpaare zu reduzieren. Jedes Zang-Fu-Paar kann nun je nach dem zugeordneten Element ein anderes Zang-Fu-Paar positiv oder negativ beeinflussen.

- Die positiven Einflüsse: Feuer fördert Erde, Erde fördert Metall, Metall fördert Wasser, Wasser fördert Holz, und Holz fördert Feuer.
  Beispiel: Wenn jemand an einer vom Lebermeridian (Holz) ausgehenden Krankheit leidet, können wir dem Lebermeridian auf die Sprünge helfen, indem wir den Nierenmeridian (Wasser) unterstützen.
- Die negativen bzw. hemmenden Einflüsse: Feuer hemmt Metall, Metall hemmt Holz, Holz hemmt Erde, Erde hemmt Wasser, und Wasser hemmt Feuer.
  Beispiel: Bei einer Krankheit, die vom Nierenmeridian (Wasser) ausgeht, wird häufig auch der Herzmeridian (Feuer) in Mitleidenschaft gezogen. (Man kann davon ausgehen, dass viele mit dem Herzen zusammenhängende Krankheiten von den Nieren ausgehen.)

Wir können die Fünf-Elemente-Lehre also unter diagnostischen Gesichtspunkten oder von der Behandlung her betrachten. Die Ursachen einer Erkrankung kann man über den Zyklus der hemmenden Einflüsse ermitteln. Der TCM-Arzt verfolgt diesen Zyklus und stellt möglicherweise noch bei anderen Meridianen Abweichungen vom Normalzustand fest. Für die Behandlung betrachten wir den Zyklus der fördernden Einflüsse und behandeln dann nicht nur den betroffenen Meridian, sondern auch den, der einen positiven Einfluss auf ihn ausübt. Das ist besonders hilfreich bei Meridianen, die selbst schwierig zu beeinflussen sind, etwa der Lebermeridian. Wir geben dem Nierenmeridian aufbauende Impulse und verbessern dadurch auch den Zustand des Lebermeridians.

Die Fünf-Elemente-Lehre auf anderen Gebieten

Die Fünf-Elemente-Lehre entstand zu einer Zeit, in der das systemische Denken noch nicht weit verbreitet war. Da aber gerade dieses Denken in Systemen in der chinesischen Medizin einen sehr hohen Stellenwert besitzt, führte die Fünf-Elemente-Lehre dazu, dass die Menschen lernten, mehr auf die Beziehungen innerhalb komplexer Systeme zu achten. Die gewählten Elemente Erde, Metall, Feuer, Wasser und Holz mögen unwissenschaftlich anmuten, aber man kann leicht andere an ihre Stelle setzen, um Aufschluss über Zusammenhänge anderer Art zu gewinnen.

Wie Sie bereits wissen, erkläre ich diese Lehre gern anhand der Abläufe innerhalb eines Unternehmens. Bei den meisten größeren Unternehmen finden sich fünf Hauptabteilungen: Personalwesen, Verkauf, Finanzsektor, Forschung und Entwicklung und schließlich die Produktion. Nach der Fünf-Elemente-Lehre lässt sich sagen, dass die Personalabteilung von positiver Auswirkung auf den Verkauf ist, was sich wiederum positiv auf den Finanzsektor auswirkt, was der Forschungs- und Entwicklungsabteilung positive Impulse gibt, die sich fördernd auf die Produktion auswirken, und von da aus mündet der Kreislauf der positiven Einflüsse wieder in die Personalsparte.

Als Beispiel möchte ich die Firma *Acer Computer* anführen, die in Taiwan ansässig ist und zu den weltweit größten Computerherstellern gehört. Die Firma begann mit einer Gruppe von unternehmungslustigen, aber nicht sehr vermögenden Leuten (Personal). Da es an Startkapital mangelte, begann die Firma als Vertrieb von elektronischen Ersatzteilen und als Zulieferer größerer Computerfirmen (Verkauf). Auf diesem Weg konnte schließlich immer mehr Kapital gebildet werden (Finanzsparte), bis man in der Lage war, eigene Produkte zu entwickeln (Forschung und Entwicklung). Diese Produkte stellte man dann auch selbst her, statt andere Firmen mit Teilen zu beliefern (Produktion). So wuchs und expandierte das Unternehmen und wurde schließlich die Firma, die wir heute kennen.

Nach der Fünf-Elemente-Lehre lassen sich aber auch die negativen oder hemmenden Einflüsse innerhalb einer Firma betrachten. Stehen beispielsweise zu viele Leute auf der Gehaltsliste, wirkt sich das negativ auf die Finanzen der Firma aus. Die Kapitaldecke wird dünner, was die Produktion hemmt, sodass die Verkäufe zurückgehen. Bei rückgängigen Verkaufszahlen können weniger neue Produkte bereitgestellt werden, was letztlich dazu führt, dass die Firma zu Entlassungen übergehen muss und das Betriebsvermögen zurückgeht.

Für den Geschäftsführer einer Firma kommt es in erster Linie darauf an, die positiven Einflüsse zu verstärken und die negativen möglichst gering zu halten. Unter den gleichen Gesichtspunkten kann man sich dem menschlichen Körper annähern. Ein TCM-Arzt muss die fünf Elemente so dirigieren, dass der Körper optimal funktioniert. Wenn man sich mit dem System wirklich auskennt, verfügt man über ein wunderbares Instrument für die Behandlung und kommt nicht in Versuchung, nur an den Symptomen herumzudoktern, anstatt dem Problem auf den Grund zu gehen.

Die Fünf-Elemente-Bilanz und ihre Bedeutung für die Behandlung

Die in unseren Diagrammen enthaltene Fünf-Elemente-Bilanz erlaubt uns den Schluss, in welchem Organsystem gerade Wartungsarbeiten stattfinden. Die zugehörigen Meridiane – auch das ist den Diagrammen zu entnehmen – befinden sich dann in einem Defizit-Zustand. Einzige Ausnahmen sind der Herz- und Dünndarmmeridian. Wenn der Körper mit Reparaturen an den zugehörigen Organen beschäftigt ist, lassen die Meridiane keinen Mangel, sondern einen Überschuss erkennen.

Für das Folgende hier zur Erinnerung noch einmal die Zuordnung der Meridiane zu den Elementen:

Leber/Gallenblase = Holz
Niere/Harnblase = Wasser
Herz/Dünndarm = Feuer
Lunge/Dickdarm = Metall
Milz/Magen = Erde

Die beiden übrigen Meridiane Perikard und Dreifacher Erwärmer werden im Rahmen unserer Fünf-Elemente-Bilanz dem Feuerelement zugeordnet.

Nehmen wir an, der energetische Durchschnittswert aller Meridiane sei 50. Wenn Herz- und Dünndarmmeridian einen Mittelwert von 40 haben, ergibt sich für das Element Feuer ein Wert von 40/50 bzw. 80 Prozent. In diesem Fall hat das Feuerelement den Wert 80. Haben Herz- und Dünndarmmeridian den Durchschnittswert 60, ergibt sich für das Feuerelement 60/50 oder 120 Prozent. In dem Fall hat das Feuerelement den Wert 120.

Das Diagramm erlaubt uns, das schwächste Element ausfindig zu machen, nämlich das Element mit dem niedrigsten Wert. Danach können wir entscheiden, auf welchen Meridian sich die Behandlung konzentrieren muss. Für die Behandlung ist es in den allermeisten Fällen ratsam, die Energie erst einmal zu vermehren und nicht zu reduzieren. Bei Meridianen, die sich in einem defizitären Zustand befinden, kann das Zuführen von Energie bewirken, dass sie wieder in einen ausgeglichenen Zustand kommen. In selteneren Fällen kann ein Meridian auch im Überschuss sein, und dann zielt die Behandlung eher auf eine Reduzierung der Energie, damit der Überschuss abgebaut wird und der Meridian in sein Gleichgewicht zurückfindet. Der Fünf-Elemente-Bilanz können wir das schwächste Element entnehmen und die Behandlung dann so gestalten, dass die zugehörigen Meridiane mit Energie versorgt werden. Zwischen den Elementen Wasser und Feuer besteht eine besonders enge Beziehung. Sie gleichen sich gegenseitig aus – wenn das eine schwächelt, tendiert das andere in Richtung Überschuss. Besteht beispielsweise ein deutlicher Wassermangel, gibt es auf der anderen Seite immer einen deutlichen Überschuss an Feuer. Wenn wir den Wassermeridianen (Niere/Blase) Energie zuführen und sie folglich energiereicher werden, nimmt die Energie zugleich in den Feuermeridianen (Herz/Dünndarm) ab.

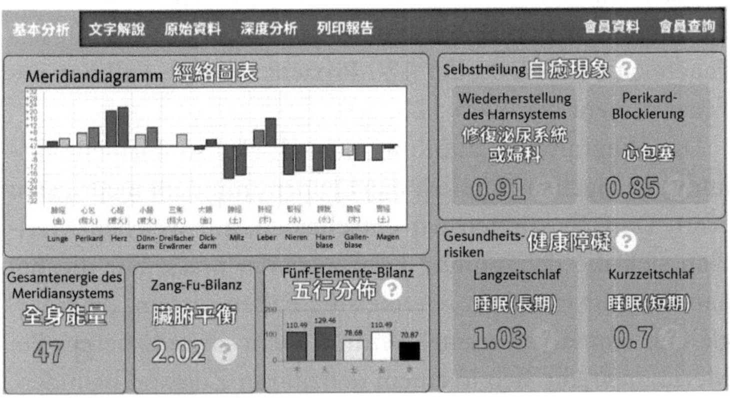

Abb. 12: Hier sehen wir, dass der Herzmeridian einen Überschuss hat, was unmittelbar durch das Defizit des Nierenmeridians bedingt ist. Wenn wir den Meridian wieder ins Gleichgewicht bringen, verbessert sich auch sein Wert im Diagramm.

体

Wie wir bereits sagten, ist der Fünf-Elemente-Bilanz zu entnehmen, an welchem Organsystem gerade Reparaturarbeiten vorgenommen werden. Für die meisten Organsysteme gilt, dass das Diagramm während der Reparaturarbeiten von der Norm abzuweichen scheint. Bei allen Organen, mit Ausnahme von Herz und Dünndarm, befinden sich die Zang- und Fu-Meridiane während der Reparaturarbeiten im Defizit. Bei näherer Betrachtung der Fünf-Elemente-Bilanz zeigt sich, dass in der Regel dasjenige Element am schwächsten ist, bei dem sowohl der Zang-Meridian als auch der Fu-Meridian im Defizit ist. Anders gesagt, gehört das Organsystem, an dem gerade besonders intensiv gearbeitet wird, in der Regel zu dem Zang-Fu-Meridian, der dem schwächsten Element zugeordnet ist.

Wenn wir mit unserer Behandlung das Gleichgewicht der Meridiane wiederherstellen, kann der Körper die notwendigen Reparaturen besser ausführen und seine Selbstheilung beschleunigen.

10

Der Meridian-Qi-Transmitter

Geschichte der Akupunktur und des Qigong

Qigong wird in China seit Jahrtausenden praktiziert. Im *Hunagdi Neijing* (in diesem Buch haben wir den Titel mit *Kanon des Gelben Kaisers über Innere Medizin* übersetzt), einem der Kerntexte der Traditionellen Chinesischen Medizin, geht es unter anderem um die Praxis des Qigong und den großen Nutzen des frei fließenden Qi. Laotse (Laozi) – der Autor des berühmten *Tao Te Ching (Daodejing)* – gilt auch als der Begründer des Taoismus (Daoismus), und in seinen Schriften ist ebenfalls häufig vom Qi die Rede. Die Praxis des Qigong war im alten China ein fester Bestandteil des Lebens und für Ausübende der Traditionellen Chinesischen Medizin besonders wichtig.

Wir wissen, dass viele berühmte Meister der TCM auch Qigong praktizierten. Manche brachten es darin so weit, dass sie die Übungen auch zur Heilung von Krankheiten einsetzen konnten. So hat Hua Tuo, einer der größten TCM-Ärzte der chinesischen Geschichte, die Übungsab- 体

folge Wu Qin Xi (»Spiel der fünf Tiere«) entwickelt, die der Gesunderhaltung aller inneren Organe dient. Qigong war nicht nur schon immer an der Entwicklung der TCM beteiligt, sondern zählt zu den Hauptgründen für deren Wirksamkeit.

In der alten Zeit mussten Schüler der chinesischen Medizin erst einmal Qigong üben, bevor sie den Umgang mit den Akupunkturnadeln lernten. Wenn der Akupunkteur die Nadel ansetzt, muss er in der Lage sein, sich beim Einstechen der Nadel in den Akupunkturpunkt des Patienten von seinem Qi leiten zu lassen. Auf diese Weise können auch Organe beeinflusst werden, die nicht in der unmittelbaren Nachbarschaft des betreffenden Meridianpunkts liegen, denn das Qi breitet sich entlang des Meridians in alle Bereiche des Körpers aus, durch die er verläuft.

Weil die meisten modernen Akupunkturtherapeuten bedauerlicherweise kein Qigong mehr praktizieren, erzielt die Wirksamkeit der Akupunktur längst nicht mehr die in den alten Schriften beschriebenen Wirkungen. Heutzutage wird die Akupunktur vorwiegend gegen körperliche Schmerzen und die Überbeanspruchung von Muskeln eingesetzt. Bei chronischen Krankheiten ist ihre Anwendung wegen des beschriebenen Wirkungsverlusts kaum noch gebräuchlich. Glücklicherweise können wir uns heute die wahre Heilwirkung mit dem Meridian-Qi-Transmitter wieder neu erschließen.

Die Entwicklung des Meridian-Qi-Transmitters

Qigong fasziniert mich, seit ich angefangen habe, mir die TCM anzueignen. Zunächst war Qigong einfach ein Bestandteil meiner täglichen Gesundheitspflege, und ich bin damit auch zu positiven Resultaten gelangt. Nach der Wende zum neuen Jahrtausend habe ich angefangen, mich über Edelsteine und Halbedelsteine zu informieren und mit einigen zu experimentieren, die traditionell als energiereich angesehen werden. Dahinter stand der Gedanke, dass Qi, wenn wir es als etwas Reales ansehen, auch in Stoffen und Dingen enthalten sein könnte. Zusammen mit anderen vom Qigong begeisterten Menschen und nach Jahren des Experimentierens ergab sich schließlich eine Verbindung von Halbedelsteinen und Edelsteinen, die messbare Mengen von Qi-Energie anreichern. Aus diesen Materialien fertigten wir münzenartige Qi-Kristallplättchen, die man mit Klebeband auf Meridianpunkten anbringen kann. Wie sich zeigte, bewirkten diese Kristallplättchen tatsächlich eine Stimulation der Meridianpunkte. Wir erzielten damit Resultate ähnlich wie bei einer *Moxibustion*-Behandlung.

Im Jahr 2008 lernte ich Professor Chien-Te Chen kennen, einen angesehenen Wissenschaftler, der am National Synchrotron Radiation Research Center in Taiwan arbeitet. Auch er begeistert sich für Qigong, und ein Teil seiner Forschungsarbeit besteht darin, die Existenz des Qi nachzuweisen. In seinem Labor in Hsin Hsu, dem er den Namen

»Die fünfte Kraft« gegeben hat, führt er zahlreiche Experimente durch, um so etwas wie einen Detektor für Qi zu entwickeln. (Die ersten vier physikalischen Grundkräfte sind Gravitation, Elektromagnetismus und die starke und schwache Wechselwirkung. Professor Chen sieht das Qi als die fünfte, noch nicht entdeckte Kraft.)

In Professor Chens Labor wird Moldavit als Qi-Quelle verwendet. Moldavit ist ein grüner glasartiger Stoff, der vor fünfzehn Millionen Jahren durch einen Meteoriteneinschlag in Süddeutschland entstanden ist. Chen stellte bei seinen Experimenten fest, dass Moldavit mehr Qi-Energie abstrahlt als jedes andere Material, mit dem er gearbeitet hat.

Nach über zehn Jahren Forschung ist es Professor Chen noch nicht gelungen, die Existenz seiner fünften physikalischen Grundkraft zweifelsfrei nachzuweisen. Dafür hat er eine Methode gefunden, mit der man das Verhalten des Qi beeinflussen kann. So ist er jetzt in der Lage, das Qi zu bündeln, zu streuen und zu expandieren. Folgende Verhaltensweisen und Eigenschaften konnte Professor Chen nach seinen eigenen Worten feststellen: »Qi expandiert, wenn es vom Wind getragen wird, und zerstreut sich im Wasser.« In einem eigens konstruierten Windkanal kann Professor Chen das mit Moldavit erzeugte Qi expandieren lassen. Während meines Besuchs sagte er mir, ich solle mich ans offene Ende des Windkanals stellen. Was ich dort fühlte, war ein gewaltiger Schwall von Qi. Es war so, als könnte ich die Kraft zwischen den beiden Enden eines Magneten fühlen, nur dass mein Körper selbst das eine Ende dieses Magneten war.

Die meisten Menschen spüren das Qi an dieser Expansionsapparatur, aber Professor Chen hat noch nicht herausgefunden, wodurch es zu diesem Gefühl kommt. Besonders interessant war für mich aber die Methode, die Professor Chen anwandte, um Qi zu konzentrieren. Er hat zu diesem Zweck einen zwölfseitigen Kristall geschaffen, der an seine Qi-Quelle gehalten wird und mit dessen Hilfe man das Qi konzentrieren und lenken kann. Wir haben diesen Kristall in unsere Experimente mit Kristallplättchen einbezogen und sind so zur Konstruktion unseres gegenwärtigen Meridian-Qi-Transmitters gelangt.

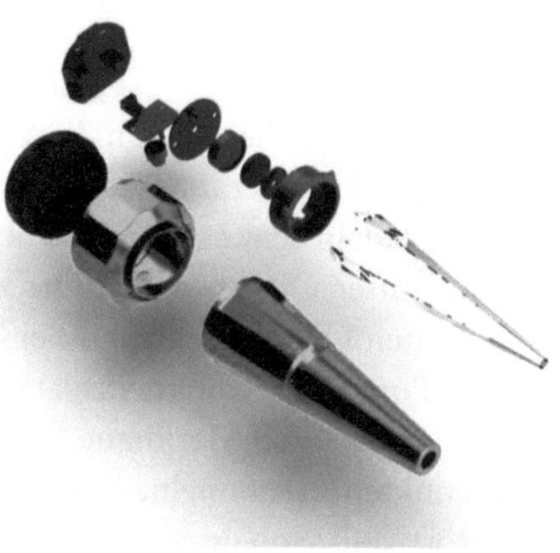

Abb. 13: Der Meridian-Qi-Transmitter

Wegen der Konzentrationswirkung des Kristalls brauchen wir nun keine Qi-Plättchen mehr mit Klebeband an den Meridianpunkten zu befestigen. Neuerdings wird nur noch der Meridian-Qi-Transmitter drei bis fünf Zentimeter vom Meridianpunkt entfernt gehalten, damit das Qi in den Körper gelangen kann. Außerdem müssen weniger Meridianpunkte behandelt werden als früher, da dieses Qi konzentriert und gerichtet ist. Nach der alten Methode mussten wir bei jeder Behandlung fünfzehn bis zwanzig Punkte miteinbeziehen. Mit dem Transmitter genügen drei Punkte, um die gleiche Wirkung zu erzielen.

Der Weg des Qi bei der Behandlung

Mit dem Meridian-Qi-Transmitter reichen wir an die Wirksamkeit der klassischen Akupunktur heran. Wie ein Akupunkteur das Qi durch die Nadeln lenken kann, so kann auch der Meridian-Qi-Transmitter Qi von einem Ort zum anderen übertragen. In den alten Qigong-Schriften heißt es dazu: »Das Qi wandert zum Punkt der Krankheit.« Das bedeutet, dass sich das Qi entlang der zwölf Meridiane ausbreiten kann, um sich dann an Punkten zu sammeln, die schwach oder in ihrer Funktion gestört sind. Sobald also das Qi mit dem Transmitter appliziert worden ist und durch bestimmte Akupunkturpunkte eintritt, wird es von den Meridianen weitergeleitet und kann an den zugehörigen Punkten wirksam werden. Wir haben eine Weile mit verschiedenen Meridianpunkten experimentiert und sind schließlich zu Punkten entlang des Dumai- und des Blasenmeridians als den wichtigsten Ansatzpunkten für die Behandlung gelangt.

Wenn Qi in den Körper gelangt, wandert es gemäß einer

Lehre, die nach einem klassischen chinesischen Medizintext »Mitternacht-Mittag und Ebbe-Flut« genannt wird, durch die einzelnen Meridiane, und zwar in dieser Reihenfolge: Lunge, Dickdarm, Magen, Milz, Herz, Dünndarm, Blase, Nieren, Perikard, Dreifacher Erwärmer, Gallenblase, Leber und Lunge. Dieser Zyklus wiederholt sich im Laufe des Tages. Wenn das Qi über einen bestimmten Meridian eingeleitet wird, wandert es nach diesem Muster zum nächsten und so weiter und wird unterwegs allmählich schwächer. Das bedeutet, dass der Meridian, der das Qi aufnimmt, am meisten davon abbekommt. Nach den Messergebnissen des Meridian-Monitoring-Systems können wir bestimmen, welcher Meridian gerade besonders schwach ist, um ihn dann über den Transmitter mit Qi zu versorgen.

Wie das Qi bei der Behandlung empfunden wird

Die Reaktionen auf die Behandlung sind von Mensch zu Mensch verschieden, je nachdem in welchem Zustand sich die Meridiane gerade befinden. Hier einige der häufigsten Reaktionen der vielen Menschen, die bereits nach diesem System behandelt worden sind:

- Nach den meisten Schriften des Qigong tritt das Qi von rechts ein und an der linken Seite wieder aus. Das ist bei der Meridian-Qi-Behandlung direkt zu spüren. Die Behandelten empfinden an der linken Körperseite häufig eine Erwärmung.

- Schmerzempfindungen sind ebenfalls häufig. Gemäß der Regel »Qi wandert zum Punkt der Krankheit« gelangt das zugeführte Qi an Stellen im Körper, die in irgendeiner Weise geschädigt sind. Die Selbstheilungsbemühungen des Körpers an diesen Stellen können als schmerzhaft empfunden werden.
- Manche Menschen empfinden Kälte. Das ist eine sehr häufige Erscheinung des Meridian-Qi-Transmitters. Da die meisten heute an Schlafmangel leiden, ist ihr Körper vielfach auf Reserveenergie aus der Leber angewiesen. Wird dem Körper jedoch mit dem Transmitter zusätzliche Energie zugeführt, bezieht er vorübergehend keine Energie mehr von der Leber, sodass die unnatürliche Wärmeerzeugung in dieser Zeit aufhört und man sogar zu frösteln beginnt.
- Auch Schwindel kommt vor, vor allem bei Menschen, die durch Alter oder Krankheit geschwächt sind. Gegen dieses Symptom werden Ginseng-Getränke empfohlen. Mitunter tritt scharfer Schmerz in der Umgebung bestimmter Meridianpunkte auf. Wenn das Qi einen gestauten Meridian erreicht, wird es versuchen, ihn wieder in Fluss zu bringen, dabei kann es zu unangenehmen Empfindungen im betroffenen Gebiet kommen.

Der Meridian-Qi-Transmitter ist zwar eine komplette Neuentwicklung, aber er entspricht den Grundlagen des klassischen Qigong. Die Regeln für die Anwendung der klassischen Akupunktur gelten größtenteils auch für die Behandlung mit dem Meridian-Qi-Transmitter. Mit dem Meridian-Monitoring-System können wir die Wirkungen und den Verlauf der Behandlungen besser verfolgen.

Die gemeinsame Anwendung des Meridian-Monitoring-Systems und des Meridian-Qi-Transmitters

Zum besseren Verständnis des Meridian-Monitoring-Systems und der chinesischen Diagnostik müssen wir die Unterschiede zwischen der chinesischen und der westlichen Diagnosestellung kennen. Diese Unterschiede sind für die Diagnose chronischer Krankheiten von besonderer Bedeutung.

In der Diagnostik westlicher Prägung geht es immer darum festzustellen, ob der Patient eine Krankheit hat oder nicht. Dabei geht man von Normwerten für bestimmte Messparameter aus. Weicht das Untersuchungsergebnis vom Normwert ab, kann man eine Diagnose stellen, die zugleich als Erklärung für die Abweichung gilt. In den meisten Fällen werden dann Medikamente verordnet, um die abweichenden Werte wieder in den Normalbereich zu bewegen. Das führt bei vielen chronischen Krankheiten immer wieder zu ein und derselben Diagnose, da die Medikamente am eigentlichen Krankheitsgeschehen nichts ändern.

In der chinesischen Medizin dagegen gibt es keine Normwerte, die man zugrunde legen kann, um zu ermitteln, ob eine chronische Krankheit vorliegt. Vielmehr betrachtet man Gesundheit und Krankheit hier unter dem Gesichtspunkt der Körperenergie. Nimmt die Körperenergie ab, können die Organe nicht mehr normal funktionieren und es kommt zu Störungen – zu ebenjenen Problemen, die wir mit chronischen Krankheiten assoziieren. Gegenwärtig gibt es keine diagnostischen Verfahren, die uns zweifelsfrei zu bestimmen erlauben, wie hoch die Körperenergie eines Menschen gerade ist. Deshalb fragt man in der TCM nach gesundheitsrelevanten Gewohnheiten und Lebensumständen, die ein Abnehmen der Köperenergie bewirken. Das kann Schlafmangel oder schlechte Verdauung, hohe Stressbelastung und manches andere sein. Und da man alltägliche Gewohnheiten ändern kann, ist es oft so, dass sich die Diagnose nach einer solchen Änderung innerhalb kürzester Zeit ebenfalls ändert.

Wenn wir den diagnostischen Ansatz der westlichen Medizin mit dem der chinesischen Medizin vergleichen, zeigt sich, dass Erstere eher langfristige Aussagen macht, während die chinesische Diagnostik eher so etwas wie Momentaufnahmen liefert. In der Praxis der chinesischen Medizin ist es jedoch vielfach so, dass man die eigentlich für kurzfristige Aussagen gedachten diagnostischen Mittel für langfristige Schlussfolgerungen zu nutzen versucht, was oft dazu führt, dass die gesundheitliche Verfassung des Patienten falsch eingeschätzt wird. Die Diagnostik der chinesischen Medizin sollte sich wirklich auf das kurzfristige Geschehen konzentrieren, und was jeweils ermittelt wird, sollte direkt in einem Behandlungsansatz einmünden, der dann auch gleich umgesetzt wird. Anwender der chinesischen Medizin sollten nicht mit irgendwelchen Vorstellungen vom Zustand eines Patienten hantieren, sondern immer davon ausgehen, dass sich die diagnostischen Parameter gleich im Anschluss an die Behandlung ändern können.

Ein Fallbeispiel: Die Ausleitung von Kälte-Qi bei kombiniertem Einsatz des Meridian-Monitoring-Systems und des Meridian-Qi-Transmitters

Der Abbau von Kälte-Qi gehört zu den ganz normalen Selbstheilungsmaßnahmen des Körpers. Wenn uns kalt ist, zeigt das an, dass Kälte-Qi in den Körper eindringt. Wer sich öfter nicht warm genug anzieht, muss damit rechnen, dass sein Körper viel Kälte-Qi aufnimmt, das sich in den Meridianen ansammelt und erst wieder abgebaut wird, wenn der Körper genügend Energie dafür hat. Die Ausleitung von Kälte-Qi geschieht über den Lungenmeridian, der dabei deutlich schwächer wird, wie im folgenden Diagramm des Meridian-Monitoring-Systems zu erkennen ist.

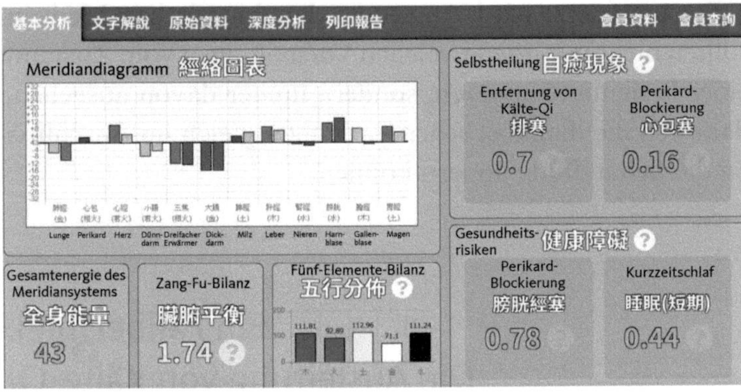

Abb. 14: Vorher

In dieser Phase können Erkältungssymptome wie Niesen, Husten, Frösteln und leichtes Fieber auftreten. Wie stark diese Symptome ausfallen, lässt sich am Diagramm ablesen: Je schwächer der Lungenmeridian, desto deutlicher die Symptome. Bei diesem Patienten sind der Lungen- und der Dickdarmmeridian schwach, was darauf hindeutet, dass der Körper gerade mit dem Abbau von Kälte-Qi befasst ist.

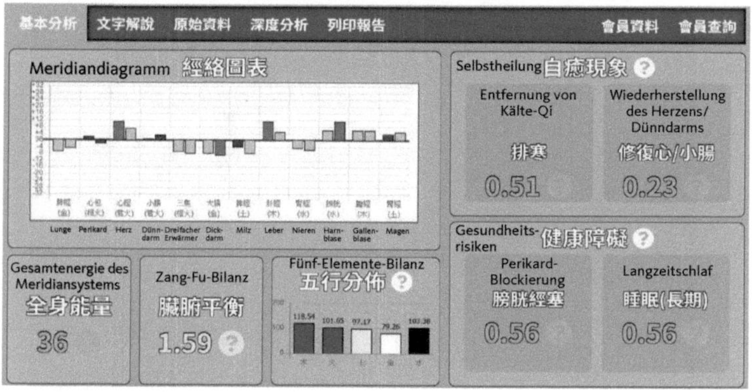

Abb. 15: Nachher

Nach einstündiger Behandlung des Lungenmeridians mit dem Meridian-Qi-Transmitter erkennen wir Veränderungen beim Lungen- und Dickdarmmeridian. Die Defizite beider Meridiane sind deutlich geringer geworden. Daraus lässt sich schließen, dass der Abbau von Kälte-Qi annähernd abgeschlossen ist und die Meridiane in ihren unauffälligen Normalzustand zurückkehren.

体

Rückblick und Ausblick: Ein viele Jahre alter Wunsch

In den ersten Jahren des neuen Jahrtausends, als ich anfing, mich intensiv mit der Traditionellen Chinesischen Medizin auseinanderzusetzen, eröffnete ich im quirligsten Teil von Shanghai ein Gesundheitszentrum, um den Menschen das gesunde Leben nach den Lehren der chinesischen Medizin zu vermitteln. Ich selbst war wieder gesund geworden, nachdem ich fünf Jahre lang die Methoden praktiziert hatte, über die ich später in meinem Buch schreiben würde. Mit Begeisterung machte ich mich daran, das alte Gesundheitswissen unter die Leute zu bringen.

Nach zwei Jahren meiner Arbeit in diesem Gesundheitszentrum zeichnete sich eine ganze Reihe von Problemen ab, die mich veranlassten, meine Überlegungen mehr in die Richtung einer gerätebasierten chinesischen Medizin zu lenken.

Die erste große Schwierigkeit bestand in der Ausbildung von Therapeuten. Damals verdienten die in medizinischen Berufen Tätigen noch deutlich weniger als im heutigen China. Ich konnte acht junge Leute einstellen, die ein Studium an angesehenen medizinischen Lehreinrichtungen absolviert hatten. Die Absicht war, ein ganz neues medizinisches

Denken zu initiieren, das den Schwerpunkt auf Selbstheilung legte und weniger mit Heilpflanzen und anderen Methoden der TCM befasst war. Dieser Plan ging jedoch nicht auf. Damals war die Verschmelzung von chinesischer und westlicher Medizin *en vogue* und wurde von der Regierung gezielt vorangetrieben. Chinesische Medizinstudenten mussten erst einmal westliche Medizin studieren und konnten erst dann ein Studium der chinesischen Medizin aufnehmen. Da die beiden Systeme so unterschiedlich sind, gab es massenhaft Absolventen, die auf beiden Gebieten nur Halbwissen besaßen. Ich musste erfahren, dass man eher völlige Laien unterrichten kann als Leute, die etwas zu wissen glauben.

Zweitens zeigte sich, dass die Methoden der Selbstheilung erst nach geraumer Zeit zu greifbaren Verbesserungen für kranke Menschen führen. Ohne exakte analytische Verfahren, mit denen man den allmählichen Genesungsfortschritt im Verlauf der Behandlung dokumentieren kann, war es kaum möglich, die Patienten zum Festhalten am eingeschlagenen Weg zu überreden. Dieses Problem besteht natürlich für alle chinesischen Ärzte und Therapeuten, die nach traditionellen Verfahren arbeiten. Der »Wirksamkeitsnachweis« für eine Behandlung besteht in der chinesischen Medizin oft einfach in der Meinung des Patienten. In der gegenwärtigen gesellschaftlichen Atmosphäre Chinas gedeihen Scharlatanerie und unseriöse Geschäftspraktiken, und der Mangel an objektiven Wirksamkeitsnachweisen erzeugt bei den Empfängern der medizinischen Bemühungen erhebliche Skepsis – und die veranlasst viele, die chinesische Medizin einfach links liegen zu lassen oder sogar ihr Verbot zu fordern.

Nach solchen Misserfolgen machte ich mich daran, Diagnosewerkzeuge zu entwickeln, die den schrittweisen Erfolg einer Behandlung nach den Richtlinien der chinesischen Medizin sichtbar machen. Außerdem entwickelte ich Behandlungsapparaturen, die bei ihren Anwendern keine gar so gründliche Ausbildung voraussetzen.

An dieser Stelle möchte ich die Gelegenheit nutzen, allen Freunden und Kollegen zu danken, die mich dabei auf so vielfältige Art unterstützt haben, manche mit großzügigen Spenden, während andere Ideen beisteuerten oder wertvolle Kontakte zu wichtigen Leuten auf diesem Gebiet knüpften.

Mit dem Meridian-Monitoring-System und dem Meridian-Qi-Transmitter, glaube ich, sind wir meinem ursprünglichen Ziel nahegekommen und haben eine erste Form der apparativ gestützten Diagnose und Behandlung geschaffen. In den kommenden Jahren möchte ich für die Anwendung dieses Systems werben und es weltweit im Gesundheitswesen einführen.

体

Über den Autor

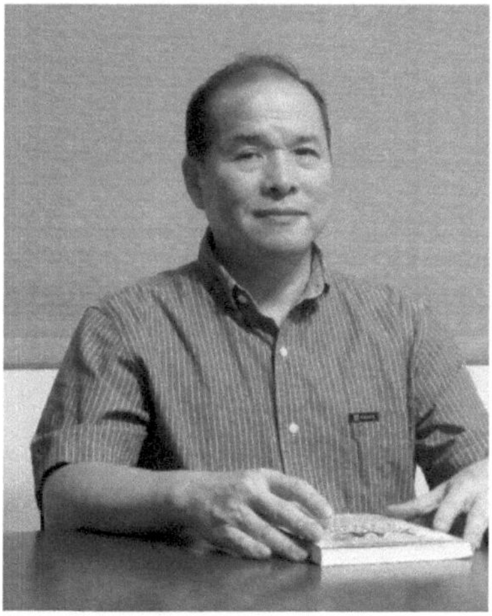

© Alex Wu

Alex Wu beschäftigt sich seit 20 Jahren mit chinesischer Medizin. Der studierte Computer-Ingenieur litt selbst unter mehreren chronischen Beschwerden, die er aber mithilfe von TCM erfolgreich in den Griff bekam. Dies löste sein Interesse an TCM aus. Sein intensives Studium der Konzepte der chinesischen Heilkunst legte den Grundstein für sein erstes Buch »Wie der Körper sich selbst heilt«. Wu landete damit einen Bestseller in China.

体

Signale des Körpers verstehen

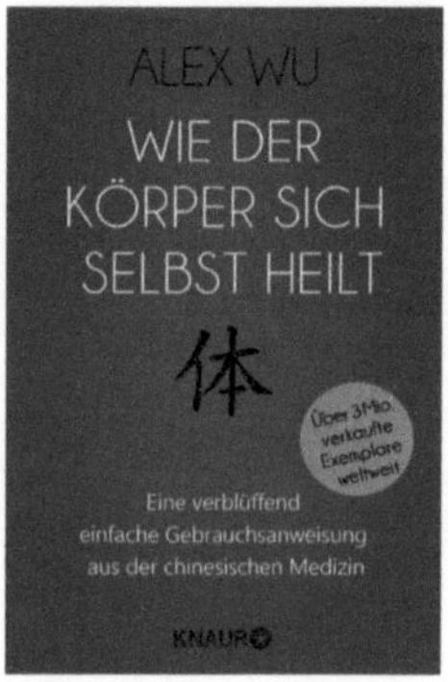

Der TCM-Experte Alex Wu zeigt, dass jedes Symptom und jede Beschwerde des Körpers bereits ein Ausdruck von Selbstheilung sind. Der weise Körper weiß am besten, was ihm hilft und was ihm schadet, und setzt natürliche Heilungsprozesse in Gang.

Der Bestseller aus China liefert anhand von Vergleichen der chinesischen und westlichen Medizin einfache wie absolut nachvollziehbare Erklärungen für Selbstheilungskräfte und vermittelt damit ein völlig neues Verständnis vom menschlichen Körper.

Alex Wu

WIE DER KÖRPER SICH SELBST HEILT

Eine verblüffend einfache Gebrauchsanweisung aus der chinesischen Medizin

ISBN 978-3-426-87809-5

KNAUR

Rätselhafte Heilung

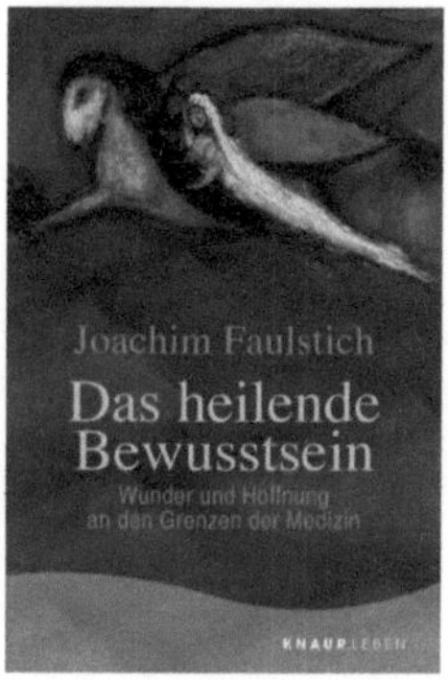

Ist es denkbar, dass Menschen gesund werden, weil ihnen ein Heiler die Hände auflegt? In diesem Buch führt Sie der Wissenschaftsjournalist Joachim Faulstich an die Grenzen der Medizin: Aus persönlichen Erfahrungen und Begegnungen, bewegenden Fallgeschichten und neuen wissenschaftlichen Erkenntnissen zeigt uns der Filmemacher, der sich seit 20 Jahren mit Bewusstseinsforschung befasst, eine Heilkunst, die unsere Vorstellung von den Möglichkeiten des Geistes verändert. Diese basiert auf der Fähigkeit der Selbstheilung, über die jeder Mensch verfügt, und auf der unterschätzten Macht von Geist und Seele.

Joachim Faulstich

DAS HEILENDE BEWUSSTSEIN

Wunder und Hoffnung an den Grenzen der Medizin

ISBN 978-3-426-87889-7